MF1016_2

APOYO EN LA ORGANIZACIÓN DE INTERVENCIONES EN EL ÁMBITO INSTITUCIONAL

MF1016_2

APOYO EN LA ORGANIZACIÓN DE INTERVENCIONES EN EL ÁMBITO INSTITUCIONAL

BEATRIZ CORONADO GARCÍA

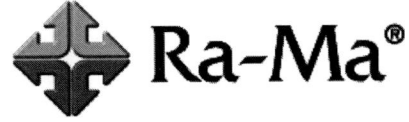

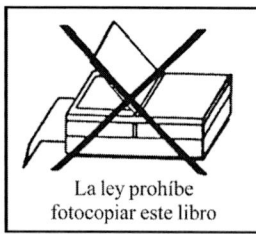

La ley prohíbe
fotocopiar este libro

MF1016_2 - Apoyo en la organización de intervenciones en el ámbito institucional.
Thema: MBPN Asistencia domiciliaria / Residencias de personas mayores / Residencias de ancianos
Bisac: FAM017000
© Beatriz Coronado García
© De la edición: Ra-Ma 2025

Editado por:
RA-MA Editorial
Calle Jarama, 3A, Polígono Industrial Igarsa
28860 PARACUELLOS DE JARAMA, Madrid
Teléfono: 91 658 42 80
Fax: 91 662 81 39
Correo electrónico: info@grupoeditorialrama.com
Internet: www.ra-ma.es y www.ra-ma.com
ISBN: 979-13-8764-222-8
Depósito legal: M-3175-2025
Maquetación: Antonio García Tomé
Diseño de portada: Antonio García Tomé
Filmación e impresión: Safekat
Impreso en España en febrero de 2025

Para mis hermanos, siempre a vuestro lado,
en cada paso y en cada sueño.

Índice

Acerca de la autora

Beatriz Coronado García

Máster en Prevención de Riesgos Laborales (3 especialidades) por la Universidad Francisco de Vitoria (2020-2021). Intensivo de experto en desarrollo de aplicaciones web por la Universidad San Jorge–SEAS (2021-2022). Grado en Sociología por la Universidad Rey Juan Carlos (2013-2017).

Profesional autónoma especializada en la gestión de proyectos editoriales y desarrollo de contenido formativo, con experiencia en tecnologías educativas y desarrollo web. Actualmente, trabaja con varias editoriales. Tiene experiencia en la utilización de diversas IA en el entorno laboral: ChatGPT 4.0, Copilot, Perplexity, Gemini y Midjourney, así como en el manejo de Microsoft 365 Business Standard. Además, cuenta con amplios conocimientos en lenguajes de programación como HTML5, CSS3 y JavaScript, y en sistemas de gestión de contenidos como WordPress.

Contacto

Introducción

El cuidado y la atención sociosanitaria representan pilares fundamentales en el bienestar de las personas dependientes. En el entorno institucional, el trabajo coordinado de los profesionales es esencial para garantizar una atención personalizada, eficiente y respetuosa con los derechos y necesidades de los usuarios. Este manual está diseñado para proporcionar una guía completa y práctica sobre cómo llevar a cabo las principales funciones y protocolos en instituciones de personas dependientes.

El objetivo principal es dotar a los profesionales con las herramientas y conocimientos necesarios para desempeñar sus funciones de manera efectiva, fomentando la autonomía, la inclusión y el bienestar de los usuarios. A través de este manual, los lectores podrán profundizar en aspectos clave de la atención sociosanitaria, desde la recepción y acogida hasta la organización de actividades.

Al comprender los principios éticos, las metodologías de intervención y los recursos disponibles, los profesionales podrán ofrecer un apoyo integral que combine la técnica con la humanidad. Este enfoque mejora la calidad de vida de las personas dependientes y también refuerza el sentido de propósito y logro en el ámbito laboral.

Visión general del contenido

El manual está organizado en dos unidades formativas principales, cada una enfocada en aspectos esenciales de la atención en instituciones de personas dependientes:

Unidad Formativa 1: Apoyo en la Recepción y Acogida en Instituciones de Personas Dependientes

Aborda los principios y protocolos necesarios para garantizar una recepción cálida y adecuada a los nuevos residentes. Se explican las siguientes temáticas:

- Protocolo de acogida en función del grado de dependencia.

- Comunicación con el equipo interdisciplinar para identificar las necesidades del usuario.

- Principios éticos en la intervención: confidencialidad, respeto y deontología profesional.

- Métodos para facilitar la integración del usuario en la institución.

A lo largo de esta unidad, se incluyen ejemplos prácticos y técnicas para crear un ambiente acogedor, promoviendo la confianza y la seguridad desde el primer contacto.

Unidad Formativa 2: Apoyo en la Organización de Actividades para Personas Dependientes en Instituciones

Se profundiza en la planificación y ejecución de actividades que fomenten la autonomía y la participación de los usuarios.

Los temas tratados incluyen:

▶ Identificación de las necesidades e intereses de los residentes.

▶ Organización de actividades básicas, instrumentales y recreativas.

▶ Uso y manejo adecuado de materiales y recursos en instituciones.

▶ Registro de incidencias y evaluación del impacto de las actividades realizadas.

Además, se ofrecen estrategias para involucrar a los residentes en las actividades, destacando la importancia de la interacción social y la adaptación personalizada.

Este manual está diseñado para ser una herramienta de aprendizaje accesible y práctica, adecuada tanto para principiantes como para aquellos con conocimientos previos. A lo largo del texto, se incluyen anotaciones, ejemplos prácticos y trucos que facilitarán la comprensión y aplicación de los conceptos presentados.

Unidad Formativa 1

APOYO EN LA RECEPCIÓN Y ACOGIDA EN INSTITUCIONES DE PERSONAS DEPENDIENTES

La recepción y acogida de nuevos residentes en una institución es el primer paso para garantizar su bienestar y adaptación. Este proceso requiere una atención personalizada basada en el conocimiento del grado de dependencia de cada usuario, asegurando que sus necesidades sean identificadas y atendidas desde el inicio. Además, la comunicación efectiva con el equipo interdisciplinar y la implementación de principios éticos como la confidencialidad y el respeto son elementos clave para generar confianza en los usuarios y sus familias. El objetivo es facilitar la integración de las personas dependientes en su nuevo entorno, proporcionándoles un ambiente seguro y acogedor que fomente su tranquilidad y autonomía.

1.1 INTERVENCIÓN EN LA ATENCIÓN A LAS PERSONAS DEPENDIENTES Y SU ENTORNO

La atención a las personas dependientes implica conocer las características de las instituciones, programas y profesionales que participan en su cuidado. Los diferentes roles dentro del equipo interdisciplinar y las competencias de cada profesional garantizan un abordaje integral. Entre sus principales tareas están la alimentación, higiene, limpieza, atención sanitaria, movilización, apoyo psicosocial y la comunicación, promoviendo el bienestar y la dignidad de los usuarios.

En este contexto, es relevante analizar los datos absolutos sobre discapacidad en España, que abarcan aspectos como el grado de discapacidad, las pensiones por incapacidad permanente y la dependencia. Estos datos incluyen la **situación de dependencia reconocida por comunidades autónomas (CCAA)**, diferenciando por sexo y edad para la población mayor de 6 años con discapacidad, y se expresa en miles de personas. Es importante destacar que los datos de celdas que representan menos de 5.000 personas deben interpretarse con cautela, ya que pueden estar sujetos a errores significativos de muestreo.

Total Nacional	
Total	4.318,1
01 Andalucía	
Total	834,9
02 Aragón	
Total	117,7
03 Asturias, Principado de	
Total	105,6
04 Balears, Illes	
Total	90,6
05 Canarias	

Total Nacional	
Total	245,5
06 Cantabria	
Total	55,0
07 Castilla y León	
Total	226,0
08 Castilla–La Mancha	
Total	213,2
09 Cataluña	
Total	603,9
10 Comunitat Valenciana	
Total	490,6
11 Extremadura	
Total	110,6
12 Galicia	
Total	298,8
13 Madrid, Comunidad de	
Total	510,2
14 Murcia, Región de	
Total	153,7
15 Navarra, Comunidad Foral de	
Total	48,8
16 País Vasco	
Total	171,8
17 Rioja, La	
Total	27,3
18 Ceuta	
Total	5,1
19 Melilla	
Total	8,7

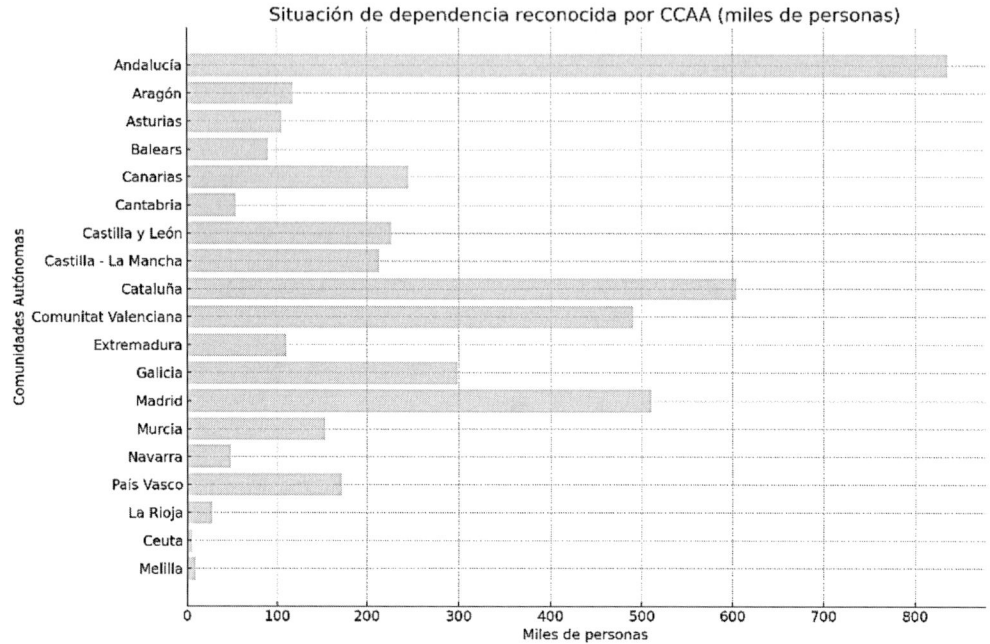

Figura 1.1. Elaboración propia a partir de datos extraídos del Instituto Nacional de Estadística (INE).

Los siguientes datos corresponden a la evolución de la **tasa de dependencia en España entre 2015 y 2024**:

Año	Tasa de Dependencia (%)
2024	53.29
2023	53.42
2022	53.63
2021	53.50
2020	53.70
2019	53.84
2018	53.80
2017	53.50
2016	53.16
2015	52.75

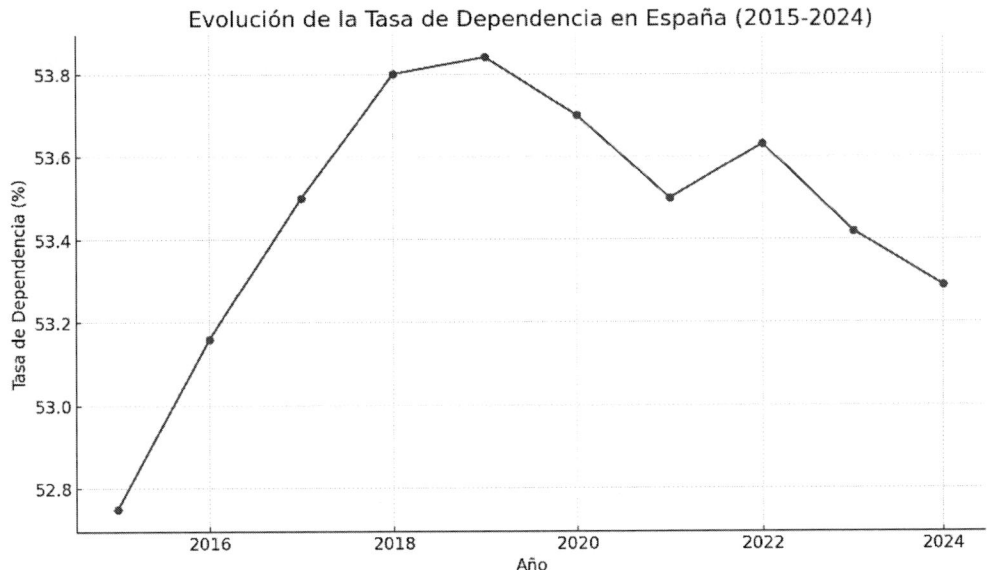

Figura 1.2. Elaboración propia a partir de datos extraídos del Instituto Nacional de Estadística (INE).

La información proporcionada a continuación está basada en los principales resultados de la **Encuesta de Discapacidad, Autonomía Personal y Situaciones de Dependencia (EDAD)** del Instituto Nacional de Estadística (INE), publicada el 19 de abril de 2022 y correspondiente al año 2020. La nota de prensa muestra la pirámide de población, comparando los porcentajes de población total y población con discapacidad por grupos de edad y sexo. Este análisis visual refleja que, conforme aumenta la edad, crece la proporción de personas con discapacidad, siendo especialmente relevante en los grupos de 65 años o más:

Resumen de los datos:

▸ **Población total con discapacidad o limitación:** Un total de **4,38 millones de personas** residentes en hogares, lo que representa **94,9 personas por cada mil habitantes**, declararon tener algún tipo de discapacidad o limitación. De esta cifra:

- **1,81 millones** eran hombres.
- **2,57 millones** eran mujeres.

▼ **Distribución por sexo y edad:**

- Las mujeres presentan una mayor incidencia de discapacidad (109,2 por cada mil habitantes) en comparación con los hombres (80,1 por cada mil).

- El 75,4% del total de personas con discapacidad o limitación tienen **55 años o más**. Tres de cada cinco de estas personas son mujeres.

▼ **Problemas más frecuentes:**

Los **problemas de movilidad** fueron el tipo de discapacidad más comúnmente reportado.

Por otro lado, los resultados de la encuesta muestran que un total de **2,4 millones de personas señalaron que tienen el mayor grado de severidad en algún tipo de discapacidad cuando no reciben ningún tipo de ayuda**. De este grupo, 1,5 millones son mujeres y 0,9 millones son hombres. Las principales dificultades se observaron en la realización de tareas domésticas (63,1%), problemas de movilidad (62,7%) y autocuidado (61,9%).

Por otro lado, **3,3 millones de personas accedieron a algún tipo de ayuda, ya sea técnica, personal o ambas**. En términos proporcionales, las mujeres fueron quienes más utilizaron estas ayudas, con un 78,2% frente al 71,8% de los hombres.

En cuanto al tipo de discapacidad, las personas con mayores dificultades para el autocuidado y las tareas domésticas fueron las que más recurrieron a ayudas, con nueve de cada diez personas recibiéndolas. Les siguen las personas con dificultades de aprendizaje, donde ocho de cada diez accedieron a apoyo.

El siguiente gráfico muestra el porcentaje de personas que reciben o no ayudas según el tipo de discapacidad:

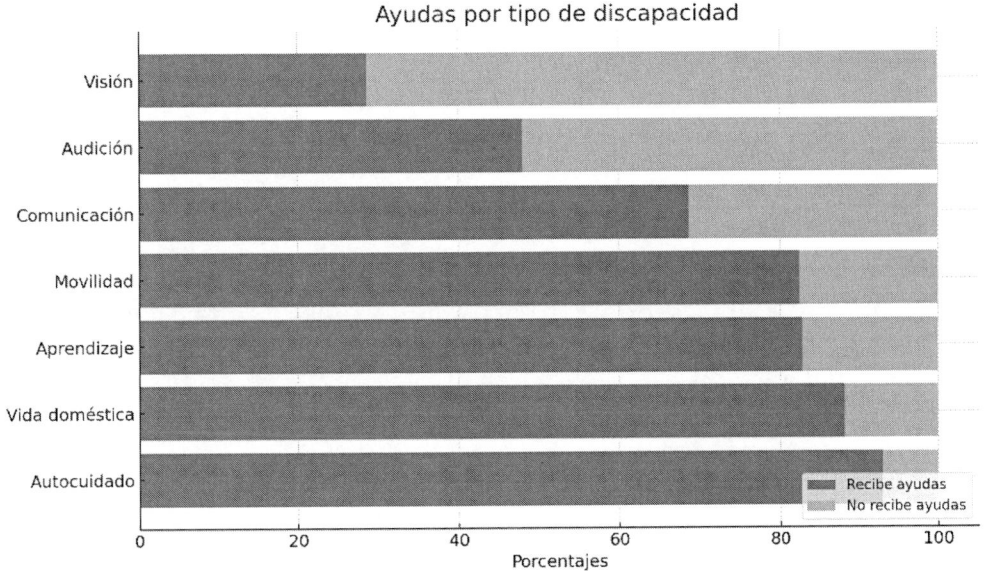

Figura 1.3. Elaboración propia a partir de datos extraídos de la Encuesta de Discapacidad, Autonomía Personal y Situaciones de Dependencia (EDAD) del Instituto Nacional de Estadística (INE).

La intervención en la atención a personas dependientes y su entorno requiere un abordaje integral basado en datos fiables que permitan comprender las necesidades específicas de esta población. La información proporcionada por fuentes oficiales como el Instituto Nacional de Estadística (INE) resulta esencial para diseñar estrategias que garanticen su bienestar. Los datos revelan la creciente incidencia de la discapacidad en los grupos de mayor edad, especialmente en mujeres, así como la importancia de las ayudas técnicas y personales en la mejora de la calidad de vida. Este análisis refuerza la necesidad de promover políticas inclusivas y adaptadas que aborden tanto las limitaciones físicas como las barreras sociales, permitiendo a las personas dependientes vivir con dignidad y autonomía en entornos que respondan a sus necesidades específicas.

1.1.1   Instituciones, programas y profesionales de atención directa a personas dependientes: características

La atención a las personas dependientes en España está estructurada a través de un entramado de instituciones, programas y profesionales que trabajan para garantizar el bienestar y la calidad de vida de quienes requieren ayuda en sus actividades diarias. Este modelo está regulado principalmente por la Ley 39/2006, de 14 de diciembre, de Promoción de la Autonomía Personal y Atención a las Personas en Situación de Dependencia, que constituye el marco de referencia para la organización de estos servicios.

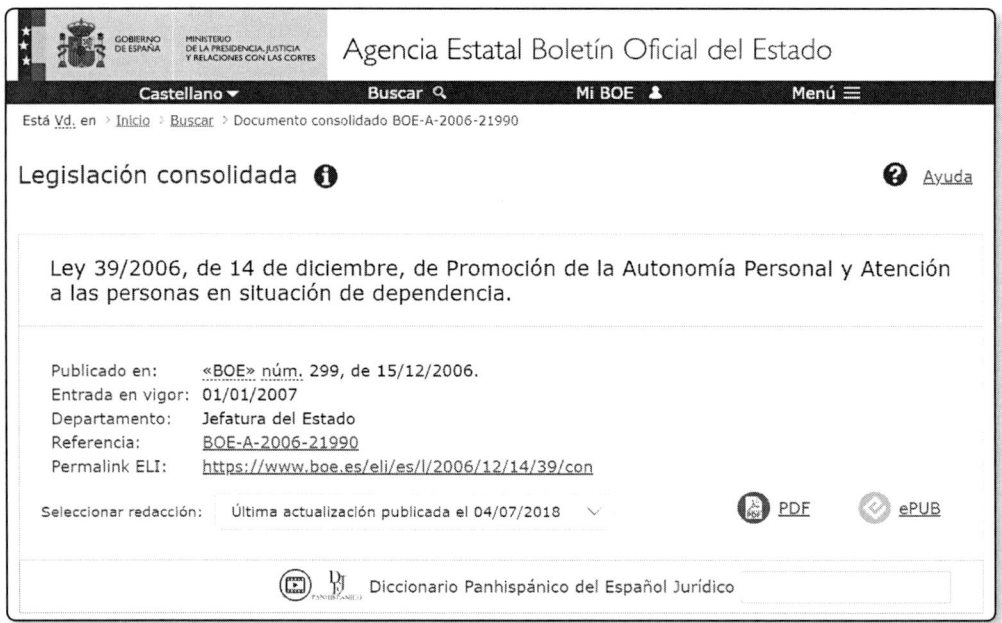

En España, las instituciones que intervienen en la atención a las personas dependientes se dividen principalmente en dos tipos: **públicas y privadas**. Entre las instituciones públicas, destacan los centros de día, las residencias geriátricas, los servicios de atención domiciliaria y los programas de teleasistencia. Estas instituciones dependen de las comunidades autónomas y los ayuntamientos, que son los responsables de implementar las políticas de dependencia en sus respectivas áreas.

Por otro lado, las instituciones privadas, como residencias y centros de día gestionados por empresas o fundaciones, también desempeñan un papel fundamental, especialmente en regiones donde la demanda supera la capacidad de los servicios públicos. En este contexto, ¿no es clave garantizar que estas instituciones privadas cumplan con los estándares establecidos por la legislación?

Además, existen instituciones del tercer sector, como asociaciones y ONGs, que complementan la atención pública y privada. Estas organizaciones, como la Cruz Roja o Cáritas, ofrecen servicios asistenciales, programas de apoyo emocional, acompañamiento y formación para los cuidadores.

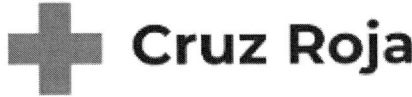

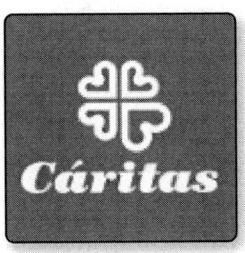

En España, los programas de apoyo a la dependencia están diseñados para fomentar la autonomía personal y garantizar la atención adecuada a las personas en situación de dependencia. Uno de los programas más representativos es el **Servicio de Ayuda a Domicilio (SAD)**, que proporciona apoyo en actividades diarias como la limpieza del hogar, la preparación de alimentos o el aseo personal. Este servicio, gestionado tanto por administraciones locales como por empresas privadas, permite que las personas dependientes puedan permanecer en sus hogares el mayor tiempo posible.

Otro programa destacado es la **teleasistencia**, que ofrece un sistema de monitorización continua para garantizar la seguridad de las personas dependientes en su domicilio. Este servicio, cada vez más tecnológico, incluye dispositivos conectados que permiten una rápida respuesta ante emergencias. Por ejemplo, muchas comunidades autónomas ya han implementado sistemas de teleasistencia avanzada, que incluyen videollamadas y sensores de movimiento para detectar caídas o comportamientos inusuales.

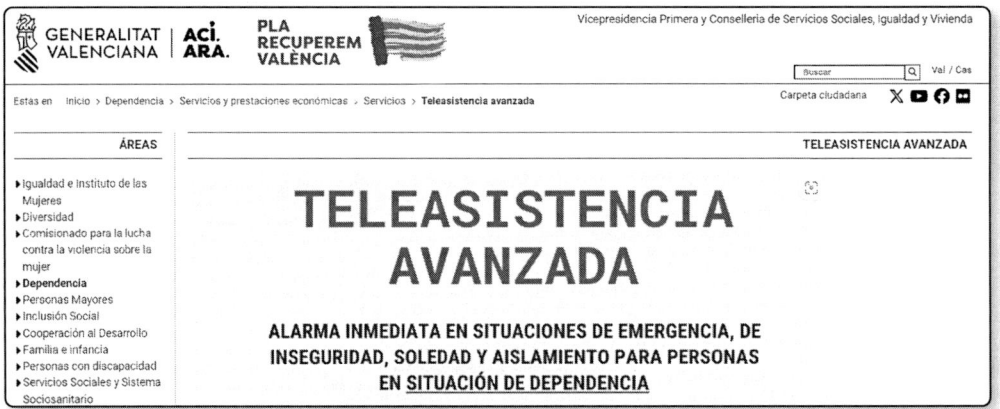

También son relevantes los **centros de día**, que ofrecen servicios diurnos de cuidado y actividades para personas mayores y personas con discapacidad. Estos centros ayudan a mantener la socialización y el bienestar mental de los usuarios, al tiempo que proporcionan un respiro para sus cuidadores.

Los profesionales que trabajan en la atención directa a personas dependientes desempeñan un papel esencial en el sistema de dependencia. Entre ellos destacan:

- ▼ **Auxiliares de ayuda a domicilio:** Son responsables de proporcionar apoyo directo en actividades cotidianas como la higiene personal, la movilización o la administración de medicamentos. Su cercanía con los usuarios les convierte en un punto de referencia fundamental para su bienestar.

- ▼ **Trabajadores sociales:** Se encargan de evaluar las necesidades de las personas dependientes y coordinar los recursos disponibles para satisfacerlas. Su labor incluye la elaboración de planes de atención individualizados y la tramitación de ayudas y servicios.

- ▼ **Enfermeros:** En el ámbito de la dependencia, estos profesionales aseguran que los usuarios reciban los cuidados sanitarios necesarios. Realizan tareas como la administración de tratamientos, el control de signos vitales y la educación sanitaria.

- ▼ **Terapeutas ocupacionales:** Ayudan a las personas dependientes a mejorar su autonomía mediante actividades que fomenten sus habilidades motoras, cognitivas y sociales.

- ▼ **Psicólogos:** Su intervención es fundamental para abordar los aspectos emocionales y psicológicos que pueden surgir en situaciones de dependencia, tanto en los usuarios como en sus familias.

A pesar de los avances, el sistema de atención a la dependencia en España enfrenta retos importantes. Uno de los principales es la **falta de recursos suficientes** para cubrir la creciente demanda, especialmente en el contexto del envejecimiento de la población. Además, la coordinación entre las diferentes administraciones y agentes implicados a menudo es un área que requiere mejoras.

Sin embargo, también existen oportunidades significativas, como el uso de tecnologías emergentes para optimizar la atención y la formación continua de los profesionales para adaptarse a las nuevas demandas del sector. Por ejemplo, la implantación de sistemas de inteligencia artificial podría mejorar la gestión de los servicios y personalizar aún más la atención a cada usuario.

ⓘ REFLEXIÓN

En definitiva, las instituciones, programas y profesionales de atención directa a personas dependientes en España constituyen un sistema complejo pero indispensable para garantizar la dignidad y el bienestar de quienes más lo necesitan. ¿Cómo podemos seguir mejorando este sistema para enfrentar los desafíos del futuro?

La reflexión sobre cómo mejorar el sistema de atención a personas dependientes en España debe partir de reconocer las fortalezas existentes y los retos futuros. Este sistema ya cumple un papel vital, pero avanzar requiere un enfoque en varios frentes.

En primer lugar, es esencial fomentar la coordinación entre administraciones y sectores implicados, asegurando que los recursos se distribuyan de manera eficiente y equitativa. La comunicación efectiva entre instituciones públicas, privadas y del tercer sector puede optimizar la atención y reducir desigualdades regionales.

Además, la formación continua de los profesionales es indispensable para responder a las necesidades cambiantes de la población dependiente. Incorporar competencias digitales y conocimientos sobre nuevas tecnologías, como inteligencia artificial y teleasistencia avanzada, puede transformar la forma en que se prestan los servicios.

Otro aspecto clave es la inversión en innovación tecnológica. Los dispositivos inteligentes, sensores y sistemas de monitorización remota alivian la carga de trabajo de los profesionales.

Por último, escuchar a los usuarios y sus familias debe ser un pilar fundamental. Integrar sus opiniones en la evaluación de servicios y diseño de políticas asegura que el sistema se adapte realmente a sus necesidades y expectativas.

1.1.2 Papel de los diferentes profesionales de atención sociosanitaria

Cada profesional de atención sociosanitaria tiene funciones específicas que, al integrarse, forman un sistema organizado y eficiente. Este enfoque asegura una atención personalizada que respeta la dignidad y promueve la autonomía de las personas dependientes.

Como ya sabemos, entre los diferentes roles, destacan los auxiliares de ayuda a domicilio, los trabajadores sociales, los enfermeros, los terapeutas ocupacionales y los psicólogos, cada uno con tareas claramente definidas. Los **auxiliares de ayuda a domicilio** proporcionan apoyo directo en actividades cotidianas como la higiene personal, la alimentación o la movilización. Su proximidad con los usuarios les convierte en una figura de confianza y en una fuente valiosa de información para otros profesionales.

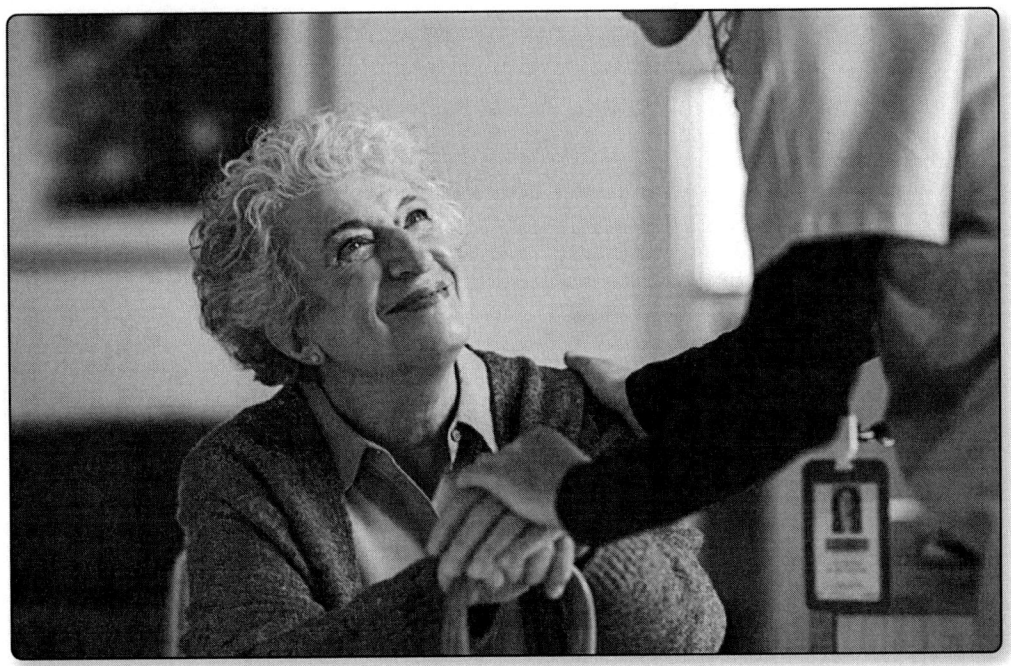

Por su parte, los **trabajadores sociales** se encargan de evaluar las necesidades de los usuarios, elaborar planes de atención individualizados y coordinar los recursos disponibles. Son un nexo entre las familias, los servicios sociales y el equipo de la institución. ¿Cómo podrían las instituciones funcionar sin esta figura clave en la gestión de los recursos y la resolución de problemas?

En el ámbito sanitario, los **enfermeros** aseguran el bienestar físico de los usuarios mediante el control de tratamientos, la administración de medicamentos y la educación sanitaria. Complementariamente, los **terapeutas ocupacionales** trabajan para mantener y mejorar las habilidades funcionales de los residentes, diseñando actividades que favorezcan su autonomía en las actividades diarias. Por último, los **psicólogos** intervienen en los aspectos emocionales y psicológicos, ayudando a los usuarios a enfrentar situaciones de dependencia y fortaleciendo su bienestar mental.

1.1.2.1 EL EQUIPO INTERDISCIPLINAR

El **equipo interdisciplinar** constituye el eje central del modelo de atención sociosanitaria en las instituciones de personas dependientes. Este equipo está compuesto por profesionales de diferentes disciplinas que trabajan de manera conjunta para garantizar una atención integral. La comunicación efectiva entre los miembros del equipo es fundamental para coordinar esfuerzos, evitar duplicidades y asegurar que las necesidades de los usuarios sean atendidas de forma holística.

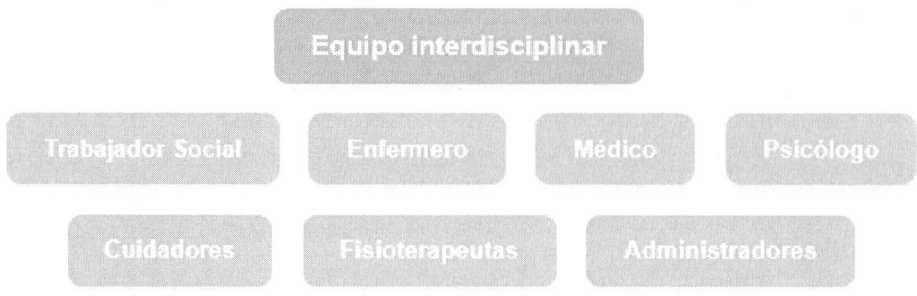

Cada profesional aporta una perspectiva única basada en su formación y experiencia. Por ejemplo, mientras que un trabajador social puede identificar la necesidad de recursos adicionales para un usuario, un enfermero puede detectar cambios en su estado de salud que requieran ajustes en el plan de cuidado. Esta sinergia asegura que ninguna dimensión del bienestar del usuario quede desatendida.

Para fomentar esta colaboración, muchas instituciones implementan reuniones periódicas del equipo interdisciplinar, donde se analizan casos individuales y se planifican intervenciones conjuntas. Además, el uso de herramientas digitales, como plataformas de gestión de casos, facilita el intercambio de información en tiempo real, mejorando la coordinación y la eficiencia del equipo.

A pesar de sus beneficios, el trabajo en equipo interdisciplinar también enfrenta retos. La falta de comunicación clara, las diferencias en las prioridades de cada profesional o la carga de trabajo pueden dificultar la colaboración. Sin embargo, estas barreras pueden superarse mediante la formación en habilidades de trabajo en equipo, la asignación de roles claros y la promoción de un clima laboral positivo.

Por otro lado, las oportunidades para mejorar son significativas. Incorporar tecnologías como sistemas de inteligencia artificial puede ayudar a analizar datos de los usuarios, identificando patrones y necesidades que guíen las intervenciones. Además, la inversión en formación continua permite que los profesionales se mantengan actualizados y preparados para abordar los desafíos emergentes en el cuidado de personas dependientes.

Ejemplo

Usuario recién ingresado con movilidad reducida y deterioro cognitivo moderado

Un usuario de 75 años ingresa en una residencia sociosanitaria tras sufrir un accidente cerebrovascular que le ha dejado con movilidad reducida en el lado derecho del cuerpo (hemiplejía) y un deterioro cognitivo moderado, que afecta su memoria a corto plazo y su capacidad para organizar tareas. Viene acompañado de su hija, que está preocupada por su adaptación al nuevo entorno.

Actuación del equipo interdisciplinar

1. **Evaluación inicial y diseño del plan de cuidados** El equipo interdisciplinar comienza con una reunión conjunta para analizar la situación del usuario. Cada profesional contribuye desde su ámbito:

   - **Trabajador social:** Realiza una entrevista con la hija del usuario para recopilar información sobre sus rutinas previas, su red de apoyo familiar y sus necesidades sociales. Además, se asegura de que el usuario reciba todas las ayudas y recursos disponibles, como una plaza en actividades de estimulación cognitiva.

   - **Médico y enfermero:** Evalúan el estado de salud general del usuario, ajustan su tratamiento médico y diseñan un plan de seguimiento de su medicación y control de signos vitales.

   - **Terapeuta ocupacional:** Diseña un programa de ejercicios para trabajar en la recuperación parcial de la movilidad del lado afectado y garantizar que el usuario pueda realizar actividades esenciales como vestirse o comer con adaptaciones específicas.

- **Psicólogo:** Analiza el estado emocional del usuario, identificando posibles signos de ansiedad o tristeza ante el cambio de entorno. Diseña estrategias para facilitar su adaptación emocional y reforzar la confianza en sus propias capacidades.

- **Fisioterapeuta:** Crea un plan de rehabilitación física centrado en mejorar el rango de movimiento y la fuerza en las extremidades afectadas.

2. **Implementación del plan y seguimiento** Cada profesional lleva a cabo las intervenciones planificadas, coordinándose constantemente:

   - El **trabajador social** organiza una sesión informativa para la hija del usuario, donde explica los servicios disponibles y los pasos a seguir en el proceso de adaptación.

   - El **enfermero** supervisa diariamente el cumplimiento del tratamiento y realiza observaciones sobre la respuesta del usuario a los medicamentos.

   - El **terapeuta ocupacional** trabaja con el usuario en actividades prácticas, como usar cubiertos adaptados y aprender a desplazarse con un bastón.

   - El **psicólogo** realiza sesiones semanales con el usuario para evaluar su estado emocional y motivarlo a participar en actividades grupales en el centro.

   - El **fisioterapeuta** se reúne con el usuario tres veces por semana para llevar a cabo ejercicios específicos que estimulen la recuperación de la movilidad.

3. **Reuniones de seguimiento y ajustes en el plan** Semanalmente, el equipo interdisciplinar organiza reuniones para evaluar los avances del usuario y realizar ajustes según las necesidades identificadas.

Por ejemplo:

- Si el terapeuta ocupacional observa que el usuario tiene dificultades para realizar ciertas actividades, puede proponer la incorporación de ayudas técnicas adicionales, como una silla de ducha.

- Si el psicólogo detecta signos de aislamiento, puede recomendar que el usuario participe en talleres grupales organizados por el trabajador social.

- El fisioterapeuta puede adaptar los ejercicios según los progresos físicos observados.

1.1.3 Tareas del profesional de atención sociosanitaria. Competencia y responsabilidad en las áreas de

El profesional de atención sociosanitaria desempeña un trabajo que no se limita a realizar tareas concretas, sino que requiere una combinación de conocimientos técnicos, habilidades interpersonales y un profundo respeto por la dignidad de los usuarios. En este apartado, se detallan las áreas específicas en las que estos profesionales tienen competencias y responsabilidades, explicando cómo cada una contribuye al bienestar de las personas atendidas.

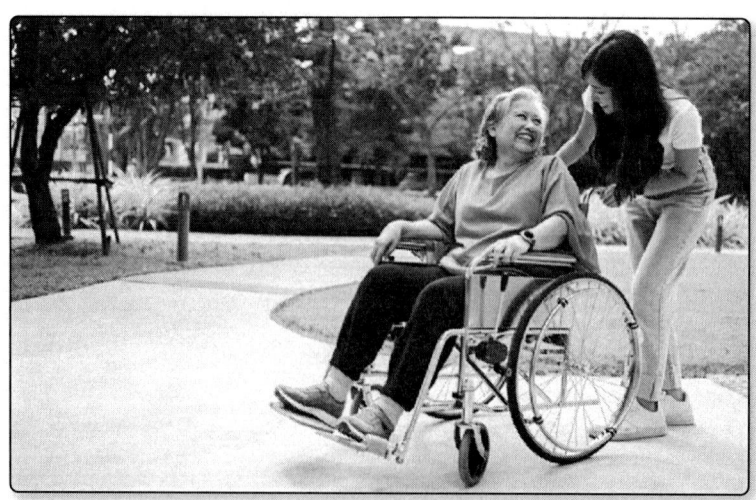

1.1.3.1   ALIMENTACIÓN

La alimentación es una necesidad básica que requiere especial atención en el caso de personas dependientes. Los profesionales deben asegurarse de que los usuarios reciban una dieta adecuada a sus necesidades nutricionales y condiciones de salud. Esto implica coordinarse con dietistas para preparar menús adaptados y supervisar que los alimentos sean servidos en condiciones seguras e higiénicas.

En situaciones donde el usuario tiene dificultades para masticar o tragar, el profesional debe implementar medidas como ofrecer alimentos triturados o utilizar espesantes para los líquidos. Además, durante las comidas, es importante fomentar un ambiente tranquilo y brindar apoyo para garantizar que el usuario se sienta cómodo y seguro. ¿Cómo podría mejorar la calidad de vida de una persona dependiente sin una alimentación adecuada y equilibrada?

1.1.3.2   HIGIENE Y ASEO

El mantenimiento de la higiene personal es fundamental para prevenir enfermedades y promover el bienestar emocional de los usuarios. El profesional de atención sociosanitaria es responsable de asistir en tareas como el baño, el cuidado del cabello, el corte de uñas y el cambio de ropa. Estas intervenciones deben realizarse respetando siempre la privacidad y la dignidad del usuario.

En casos de personas con movilidad reducida, se utilizan ayudas técnicas, como grúas o sillas de ducha, para garantizar la seguridad durante estas actividades. Además, el profesional debe estar atento a signos de lesiones cutáneas, como úlceras por presión, y tomar medidas preventivas, como cambios de postura y el uso de productos hidratantes.

1.1.3.3   LIMPIEZA

Mantener el entorno limpio y ordenado es esencial para garantizar un ambiente seguro y cómodo. Los profesionales deben realizar tareas como la desinfección de superficies, la limpieza de habitaciones y el cambio de ropa de cama. Estas actividades mejoran su estado emocional al proporcionarles un espacio agradable y acogedor.

Es importante utilizar productos adecuados y seguir protocolos de higiene establecidos, especialmente en situaciones donde existe riesgo de infección. La limpieza regular del entorno también incluye la eliminación adecuada de residuos, asegurando que no representen un peligro para los usuarios o el personal.

1.1.3.4   ATENCIÓN SANITARIA

La atención sanitaria proporcionada por los profesionales de atención sociosanitaria incluye la observación del estado general de salud del usuario y la notificación de cualquier cambio al equipo médico. Aunque no realizan diagnósticos, su cercanía con los usuarios les permite identificar síntomas que podrían pasar desapercibidos.

Además, deben colaborar en tareas como la medición de constantes vitales, la aplicación de curas sencillas y el seguimiento de las recomendaciones del equipo sanitario. La formación en primeros auxilios también es imprescindible para actuar con rapidez ante emergencias.

1.1.3.5   MEDICACIÓN

Los profesionales son responsables de administrar la medicación prescrita por el equipo médico, asegurándose de que se cumplan las dosis y horarios establecidos. También deben verificar que el usuario la tome correctamente y estar atentos a posibles efectos secundarios o reacciones adversas.

Es fundamental mantener un registro detallado de la administración de medicamentos, informando cualquier incidencia al equipo sanitario. La coordinación con el personal médico y de enfermería garantiza que la medicación sea efectiva y segura.

1.1.3.6 MOVILIZACIÓN, TRASLADO Y DEAMBULACIÓN

La movilidad es un aspecto clave para prevenir complicaciones físicas, como la rigidez articular o las úlceras por presión. Los profesionales deben asistir en la movilización de los usuarios, utilizando técnicas seguras para evitar lesiones tanto en ellos mismos como en las personas atendidas.

En casos de usuarios con movilidad limitada, se utilizan dispositivos como grúas, sillas de ruedas o andadores. Además, fomentar la deambulación supervisada contribuye a mantener su autonomía y bienestar.

1.1.3.7 PRIMEROS AUXILIOS

Ante situaciones de emergencia, el profesional debe aplicar los conocimientos de primeros auxilios para estabilizar al usuario hasta la llegada de servicios médicos. Esto incluye actuar en casos de caídas, heridas, episodios de asfixia o pérdida de conciencia.

La formación continua en esta área es fundamental para garantizar una respuesta rápida y eficaz, minimizando los riesgos para la salud del usuario.

1.1.3.8 APOYO PSICOSOCIAL

El bienestar emocional es tan importante como el físico. Los profesionales deben proporcionar apoyo psicosocial, escuchando a los usuarios, fomentando la comunicación y ayudándoles a mantener un estado emocional positivo. Esto incluye facilitar su participación en actividades recreativas y sociales, que promuevan la autoestima y el sentido de pertenencia.

1.1.3.9   ACTIVIDADES DIARIAS

Asistir a los usuarios en actividades diarias, como vestirse, cocinar o realizar compras, es esencial para mantener su calidad de vida. Siempre que sea posible, se debe fomentar su participación en estas tareas, reforzando su sensación de autonomía.

1.1.3.10   COMUNICACIÓN

La comunicación efectiva es la base de una atención de calidad. Los profesionales deben utilizar un lenguaje claro y adaptado a las capacidades del usuario, mostrando empatía y paciencia. Además, deben ser un enlace entre el usuario, su familia y el equipo interdisciplinar, asegurando que toda la información relevante sea compartida de manera precisa y oportuna.

En definitiva, el profesional de atención sociosanitaria tiene un abanico amplio de responsabilidades que requiere un profundo compromiso con el bienestar de las personas dependientes.

Actividad

Imagina que eres un profesional de atención sociosanitaria que trabaja en una residencia o institución. Durante tu jornada laboral, debes enfrentarte a diversas situaciones relacionadas con las áreas descritas (alimentación, higiene, limpieza, atención sanitaria, etc.). Responde a las siguientes preguntas abiertas para reflexionar sobre tus decisiones y su impacto.

1. **Alimentación:**

   Un usuario tiene dificultades para masticar los alimentos y necesita una dieta adaptada. ¿Qué medidas tomarías para garantizar que su comida sea nutritiva, segura y agradable? ¿Cómo harías que la hora de la comida sea un momento agradable para él?

2. **Higiene y aseo:**

   Durante el baño de un usuario, notas una pequeña lesión en su piel. ¿Cómo actuarías para proteger su salud y prevenir complicaciones? ¿Qué pasos seguirías para informarlo al equipo sanitario?

3. **Limpieza:**

   El entorno de un usuario está desordenado, y esto parece estar afectando su estado de ánimo. ¿Cómo organizarías y limpiarías su espacio de forma que se sienta cómodo y seguro? ¿Por qué crees que un entorno limpio puede influir en el bienestar emocional?

4. **Atención sanitaria:**

   Uno de los usuarios se queja de mareos frecuentes y cambios en su presión arterial. Aunque no es tu responsabilidad diagnosticar, ¿cómo colaborarías con el equipo médico para garantizar que reciba la atención adecuada?

5. **Medicación:**

   Te das cuenta de que un usuario se resiste a tomar su medicación. ¿Qué estrategias utilizarías para explicarle la importancia de seguir el tratamiento? ¿Cómo te coordinarías con su familia o el equipo médico si persiste en negarse?

6. **Movilización, traslado y deambulación:**

   Un usuario tiene movilidad limitada y necesita ayuda para levantarse de la cama y sentarse en su silla de ruedas. ¿Qué técnicas de movilización segura emplearías para evitar lesiones? ¿Cómo fomentarías su participación en este proceso?

7. **Primeros auxilios:**

   Presencias que un usuario sufre una caída durante una actividad grupal. ¿Qué pasos seguirías para garantizar su seguridad y estabilizarlo hasta que llegue asistencia médica?

8. **Apoyo psicosocial:**

   Un usuario parece desanimado y se muestra retraído. ¿Qué harías para mejorar su estado emocional? ¿Cómo le animarías a participar en actividades sociales o recreativas?

9. **Actividades diarias:**

   Un usuario muestra interés en aprender a vestirse de forma más autónoma. ¿Qué técnicas o herramientas utilizarías para apoyarlo en este objetivo? ¿Por qué crees que fomentar la autonomía es importante?

10. **Comunicación:**

    Un usuario tiene dificultades para expresar sus necesidades, lo que genera frustración. ¿Cómo adaptarías tu forma de comunicarte con él? ¿Cómo garantizarías que su familia y el equipo interdisciplinar estén al tanto de sus necesidades?

Después de responder a las preguntas, reflexiona: ¿Qué habilidades crees que son más importantes en cada situación? ¿Cómo estas competencias impactan en la calidad de vida de las personas dependientes?

1.2 PROTOCOLOS DE ACTUACIÓN EN LA RECEPCIÓN Y ACOGIDA DE RESIDENTES

La acogida debe ajustarse al grado de dependencia de cada residente, ya sea moderada, severa o de gran dependencia, siguiendo principios éticos como la confidencialidad y el respeto. La comunicación con el equipo interdisciplinar asegura una atención integral, coordinando los esfuerzos para cubrir las necesidades específicas del usuario desde su llegada a la institución.

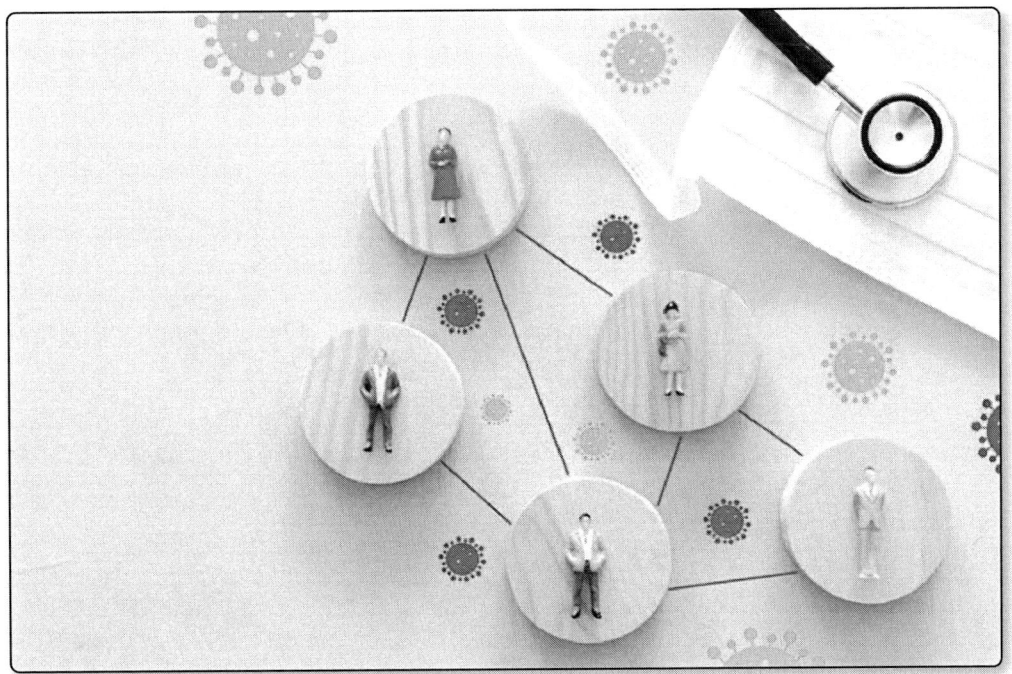

1.2.1 Atención a las personas dependientes según su grado de dependencia

La Ley de Dependencia, implementada en España desde el año 2007, responde a la creciente necesidad de atención derivada del envejecimiento de la población y el aumento de personas en situación de dependencia. Conocida oficialmente como la Ley de Promoción de la Autonomía Personal y Atención a las Personas en Situación de Dependencia, establece un sistema integral, el Sistema para la Autonomía y Atención a la Dependencia (SAAD), diseñado para proporcionar servicios y prestaciones económicas que garanticen la atención adecuada a las personas dependientes y el apoyo necesario a sus cuidadores.

La dependencia, según esta normativa, se define como la necesidad de ayuda para realizar actividades básicas de la vida diaria debido a limitaciones físicas, mentales o sensoriales. Estas limitaciones pueden estar causadas por enfermedades crónicas, accidentes o el envejecimiento. En este contexto, la ley reconoce el derecho de las personas dependientes a recibir apoyo en condiciones de igualdad y con respeto a su dignidad personal.

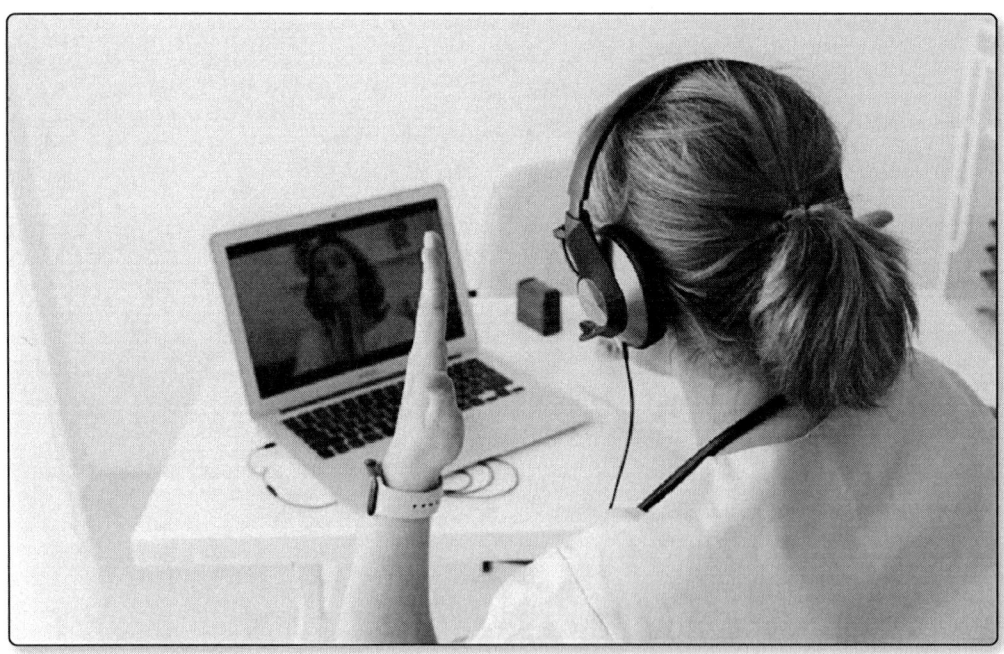

La ley no solo protege a las personas dependientes, sino también a sus cuidadores, facilitando recursos y herramientas que promuevan la autonomía del usuario y mitiguen la sobrecarga que a menudo recae en sus familiares.

El grado de dependencia se clasifica en tres niveles:

1. **Dependencia moderada:** La persona requiere ayuda puntual para realizar algunas actividades diarias.

2. **Dependencia severa:** La asistencia es necesaria varias veces al día, aunque no de forma continua.

3. **Gran dependencia:** La persona necesita ayuda constante para cualquier actividad cotidiana debido a la pérdida total de su autonomía.

Cada Comunidad Autónoma, a través de sus órganos evaluadores, determina el grado de dependencia tras una valoración basada en criterios establecidos por el SAAD. Este informe es imprescindible para acceder a los servicios o prestaciones previstas por la ley.

Para beneficiarse de la Ley de Dependencia, la persona debe cumplir ciertos requisitos básicos:

- Tener la nacionalidad española.

- Residir en España durante al menos cinco años, de los cuales dos deben ser inmediatamente anteriores a la solicitud.

- Obtener el reconocimiento oficial de su grado de dependencia mediante los servicios sociales de su Comunidad Autónoma o ayuntamiento.

En el caso de los cuidadores no profesionales que deseen solicitar apoyo, deben demostrar que han prestado cuidados durante al menos un año, residir en el mismo municipio o en uno cercano, y contar con las capacidades físicas y mentales necesarias para desempeñar esta labor.

Siempre que se cumplan los requisitos establecidos, la solicitud de la Ley de Dependencia puede ser presentada por:

- La persona que requiera la ayuda.

- Un familiar cercano.

- Su representante legal, si dispone de uno.

- En situaciones en las que no haya nadie más que pueda gestionar la solicitud, la administración pública podrá encargarse de tramitarla en su nombre.

Tipos de ayudas para personas en situación de dependencia

Existen dos modalidades principales de apoyo para atender a las personas en situación de dependencia:

1. **Acceso a servicios especializados**, como centros de día, residencias o asistencia a domicilio.

2. **Prestaciones económicas**, destinadas a cubrir los gastos asociados al cuidado de la persona dependiente.

Los dos tipos principales de ayudas se otorgan en función del grado de dependencia y la situación económica del beneficiario:

Servicios especializados

- **Prevención de la dependencia y promoción de la autonomía personal:** Incluyen programas de rehabilitación, estimulación cognitiva y asistencia temprana para retrasar el deterioro funcional.

- **Teleasistencia:** Permite que las personas dependientes, especialmente aquellas que viven solas, puedan acceder a ayuda inmediata en situaciones de emergencia mediante dispositivos como pulsadores de alarma.

- ▶ **Ayuda a domicilio:** Proporciona asistencia en tareas cotidianas como higiene personal, limpieza, alimentación y movilidad dentro del hogar.

- ▶ **Centros de día y de noche:** Ofrecen atención especializada durante el día o la noche, permitiendo a los usuarios mantener una vida activa mientras los cuidadores descansan.

- ▶ **Residencias:** Garantizan una atención integral y permanente a personas con gran dependencia que no pueden atenderse en su entorno familiar.

Prestaciones económicas

- ▶ **Vinculada al servicio:** Se concede cuando no es posible acceder a un servicio público y se opta por uno privado.

- ▶ **Cuidado en el entorno familiar:** Ayuda económica dirigida a familiares que asumen la responsabilidad de cuidar a la persona dependiente, siempre que se cumplan ciertos requisitos.

- ▶ **Contratación de cuidadores profesionales:** Subsidios destinados a financiar la asistencia de personal profesional dado de alta en la Seguridad Social.

La ley

La Ley de Dependencia, en su artículo 18, también ampara a los cuidadores familiares mediante ayudas económicas y la posibilidad de cotizar a la Seguridad Social bajo un convenio especial. Este apoyo está diseñado para reconocer el esfuerzo y la dedicación de los cuidadores dentro del entorno familiar, especialmente en casos donde estos deciden abandonar su trabajo para atender a un ser querido. Además del beneficio económico, esta prestación incluye la **afiliación y cotización a la Seguridad Social**, garantizando que los cuidadores no vean afectada su futura prestación por desempleo o jubilación debido a su rol de cuidado. Esta medida pretende proteger, en particular, a las mujeres, que representan la mayoría de los cuidadores familiares.

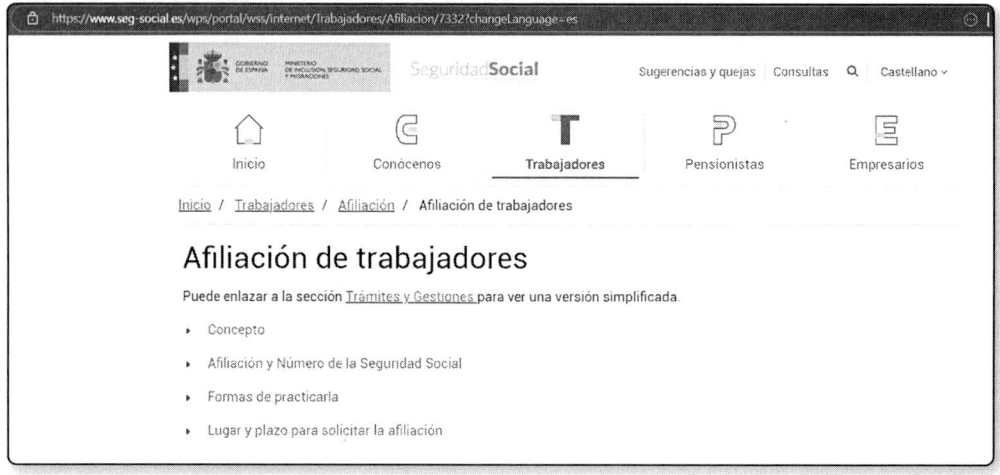

Es posible trabajar mientras se recibe una ayuda relacionada con la Ley de Dependencia, aunque es necesario considerar algunas condiciones específicas. En primer lugar, es importante entender que la prestación está destinada directamente a la persona dependiente, no al cuidador. Por lo tanto, el empleo del cuidador no debe interferir en el nivel de atención necesario para la persona beneficiaria. Además, **los ingresos del entorno familiar** deben mantenerse dentro de los límites establecidos por la normativa, los cuales varían según cada Comunidad Autónoma. Por este motivo, es recomendable consultar los requisitos específicos con un gestor o asistente social local. Si el trabajo dificulta la adecuada atención del dependiente o los ingresos superan los límites, esto podría afectar la continuidad de la ayuda.

La prestación por dependencia puede suspenderse o cancelarse por diversos motivos. Uno de los más comunes es la **mejora en la situación de salud o funcionalidad del beneficiario**, lo que reduce su necesidad de asistencia. Otra causa frecuente es **superar el umbral de ingresos permitido**, lo que indica que el beneficiario ya no cumple con los requisitos económicos establecidos. Asimismo, **cambios en el entorno familiar**, como la falta de disponibilidad de cuidadores para proporcionar la atención necesaria, pueden llevar a la pérdida de la ayuda.

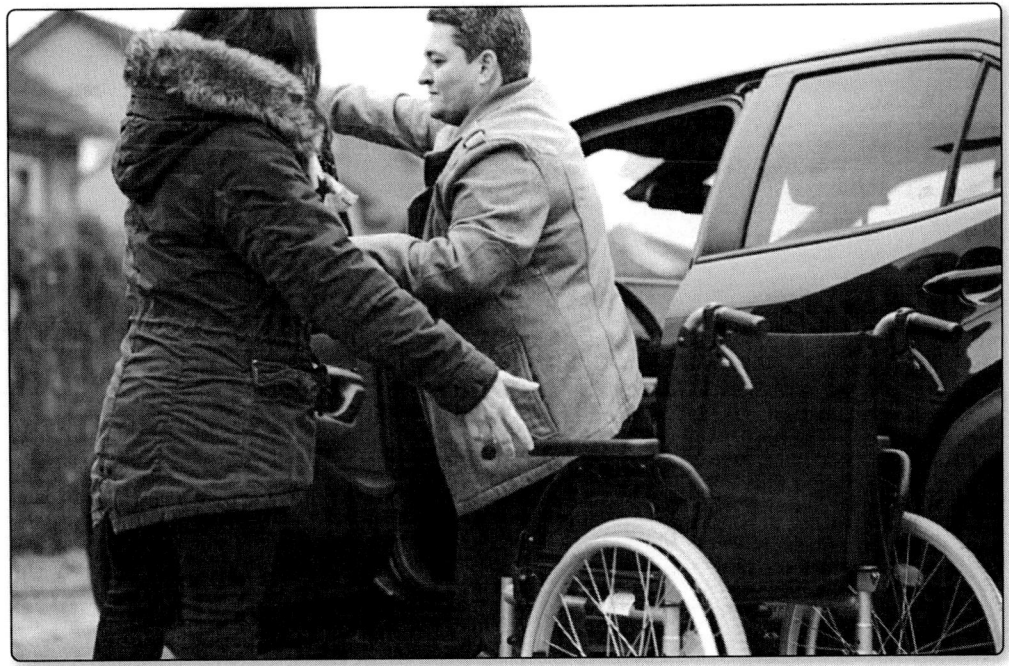

Para garantizar el cumplimiento de los requisitos de la Ley de Dependencia y evitar problemas, es esencial notificar a las autoridades cualquier cambio en la situación personal, familiar o económica del beneficiario. Mantener una comunicación abierta con los servicios sociales asegura que las ayudas puedan ajustarse a las nuevas circunstancias, ya sea para continuar recibiendo el apoyo adecuado o para modificar las condiciones de la prestación de manera correcta. Este enfoque garantiza que las ayudas lleguen siempre a quienes más lo necesitan y en las condiciones adecuadas.

Para acceder a las ayudas, se debe presentar una solicitud ante los servicios sociales locales o autonómicos, acompañada de documentación como informes médicos y datos económicos del solicitante. Posteriormente, un equipo especializado realiza una evaluación domiciliaria para analizar las necesidades del solicitante y su entorno. Según los resultados, se emite un informe que establece el grado de dependencia y las ayudas aplicables.

Aunque la ley establece un plazo de seis meses para recibir la ayuda tras su aprobación, en la práctica, este proceso puede demorarse hasta un año o más debido a la carga administrativa en algunas comunidades autónomas.

ⓘ NOTA

A pesar de los beneficios que aporta, la Ley de Dependencia enfrenta desafíos como la falta de recursos suficientes, los retrasos en la tramitación de solicitudes y las desigualdades entre comunidades autónomas. Sin embargo, su implementación ha sido un paso significativo para garantizar la atención y el apoyo a una población en constante crecimiento.

La evaluación del grado de dependencia es un paso fundamental para acceder a los servicios y prestaciones previstos por la Ley. El artículo 27 establece un **baremo único en todo el territorio español**, aprobado mediante el Real Decreto 174/2011, que garantiza la uniformidad en los criterios de valoración.

Las Comunidades Autónomas son responsables de designar los **órganos de valoración**, que llevan a cabo las evaluaciones siguiendo los siguientes pasos:

1. **Recopilación de información:** Se tienen en cuenta informes médicos, sociales y el entorno del solicitante, así como las ayudas técnicas prescritas, como prótesis u órtesis.

2. **Evaluación domiciliaria:** Profesionales cualificados se trasladan al domicilio habitual del solicitante para observar y analizar

directamente su entorno y capacidades. También realizan entrevistas personales con el objetivo de comprender las necesidades específicas.

3. **Informe final:** Con base en los datos recopilados, se elabora un dictamen que especifica el grado de dependencia y los cuidados que la persona necesita. Este informe es esencial para determinar las ayudas o servicios que se otorgarán.

El Baremo de la Dependencia (BVD) es aplicado por profesionales especializados, quienes utilizan las directrices para determinar el grado y nivel de dependencia de cada individuo.

El BVD clasifica la dependencia en tres grados principales:

▸ Grado I–Dependencia moderada: Se refiere a personas que necesitan ayuda para realizar varias actividades básicas de la vida diaria al menos una vez al día o requieren apoyo intermitente o limitado para su autonomía personal. La puntuación correspondiente a este grado en el baremo oscila entre **25 y 49 puntos**.

▸ Grado II–Dependencia severa: Corresponde a personas que precisan ayuda para realizar varias actividades básicas de la vida diaria dos o tres veces al día, aunque no necesitan el apoyo permanente de un cuidador. Este grado también se aplica a quienes requieren un apoyo extenso para mantener su autonomía personal, con una puntuación final en el BVD de **50 a 74 puntos**.

▸ Grado III–Gran dependencia: Este grado incluye a personas que necesitan ayuda para realizar actividades básicas de la vida diaria en múltiples momentos del día. Debido a la pérdida total de autonomía física, mental, intelectual o sensorial, requieren el apoyo continuo e indispensable de otra persona. La puntuación correspondiente en el baremo es de **75 a 100 puntos**.

Además, el BVD permite diferenciar dos niveles dentro de cada grado, basándose en la autonomía personal del individuo y en la intensidad del cuidado que necesita, conforme a lo dispuesto en el apartado 2 del artículo 26 de la Ley 39/2006. Esto garantiza una evaluación precisa que permite ajustar los servicios y prestaciones a las necesidades concretas de cada persona.

La **relación de actividades y tareas** evaluadas en el Baremo de Valoración de la Dependencia (BVD) se organiza a través de la denominada **"Tabla de aplicación"**, la cual tiene en cuenta la presencia de condiciones de salud que puedan afectar las funciones mentales. Estas condiciones incluyen discapacidad intelectual, enfermedades mentales, trastornos mentales orgánicos, daño cerebral o alteraciones perceptivo-cognitivas, como ocurre en ciertos casos de personas con sordoceguera, entre otros.

Para personas menores de 18 años, la **"Tabla de aplicación"** también considera las características propias del desarrollo evolutivo, basándose en intervalos de edad cronológica. Las actividades y tareas específicas aplicables se identifican en la tabla con un **"SÍ"**, mientras que aquellas no aplicables se marcan como **"NA"**.

Las tareas evaluadas incluyen tanto actividades realizadas dentro del hogar como fuera de él. Entre las actividades específicas que se valoran están:

- **Comer y beber:** Incluye todas las acciones necesarias para la alimentación.

- **Higiene personal relacionada con micción y defecación:** Abarca tareas como el uso adecuado del baño.

- **Mantenimiento de la salud y toma de decisiones:** Implica aspectos relacionados con la gestión personal del bienestar y la autonomía en la toma de decisiones.

- **Tareas concretas de actividades diarias:** Por ejemplo, abrir y cerrar grifos, lavarse las manos como parte de la actividad de higiene personal, o desplazarse al exterior como parte de la movilidad fuera del hogar.

El grado y nivel de dependencia se determina a partir de la puntuación final obtenida en el BVD siguiendo esta escala:

- De 0 a 24 puntos, sin grado reconocido.
- De 25 a 39 puntos, Grado I nivel 1.
- De 40 a 49 puntos, Grado I nivel 2.
- De 50 a 64 puntos, Grado II nivel 1.
- De 65 a 74 puntos, Grado II nivel 2.
- De 75 a 89 puntos, Grado III nivel 1.
- De 90 a 100 puntos, Grado III nivel 2.

ⓘ ENLACE

El siguiente enlace da acceso completo al Baremo de Valoración de los grados y niveles de Dependencia (BVD): https://www.carm.es/web/descarga?ARCHIVO=Baremo%20BVD.pdf&ALIAS=ARCH&IDCONTENIDO=68304&RASTRO=c735$m5886

ⓘ RECUERDA

Las comunidades autónomas son las encargadas de gestionar todos los trámites relacionados con la Ley de Dependencia.

1.2.1.1 DEPENDENCIA MODERADA

Grado I: Dependencia moderada

Corresponde a personas que necesitan ayuda para realizar varias ABVD **al menos una vez al día** o requieren un apoyo intermitente o limitado para mantener su autonomía personal. Este grado se asocia con usuarios que, pese a conservar cierto nivel de independencia, necesitan asistencia puntual para actividades específicas, como vestirse o preparar alimentos. Este apoyo no tiene carácter continuo, pero es esencial para garantizar su bienestar.

1.2.1.2 DEPENDENCIA SEVERA

Grado II: Dependencia severa

En este nivel, la persona necesita ayuda para realizar varias ABVD **dos o tres veces al día**, aunque no requiere el apoyo constante de un cuidador. También se aplica a quienes precisan un soporte más extenso para su autonomía personal. Este grado describe situaciones en las que el usuario depende significativamente de otras personas para actividades esenciales, pero mantiene cierta capacidad para realizar tareas de forma independiente durante algunos periodos del día.

1.2.1.3 GRAN DEPENDENCIA

Grado III: Gran dependencia

Este es el grado más elevado y se caracteriza porque la persona necesita ayuda para realizar varias ABVD **de forma continua y en múltiples ocasiones a lo largo del día**. En estos casos, la pérdida total de autonomía física, mental, intelectual o sensorial exige el apoyo indispensable y constante de otra persona. Quienes se encuentran en este grado requieren atención integral para tareas como alimentarse, desplazarse o realizar actividades básicas de higiene. Este reconocimiento está regulado por la Ley General de la Seguridad Social y tiene implicaciones directas para la concesión de prestaciones.

En situaciones excepcionales, las evaluaciones pueden realizarse en instalaciones distintas al domicilio del solicitante, aunque esto es menos común. Cabe destacar que si una persona tiene reconocida una **pensión de gran invalidez** o la **necesidad de ayuda de tercera persona** (ATP), automáticamente cumple los requisitos para ser considerada en situación de dependencia.

La ayuda de tercera persona se aplica a quienes necesitan el apoyo de otra persona para realizar actos básicos de la vida diaria, según lo establecido en el baremo del Real Decreto 1971/1999. Como ya sabemos, este baremo evalúa la necesidad de asistencia en actividades como el aseo, la movilidad o la alimentación, y otorga una puntuación que determina el nivel de ayuda requerida. La ATP se convierte en un recurso fundamental para personas que no pueden desenvolverse de manera autónoma, asegurando que sus necesidades más básicas sean cubiertas con dignidad.

1.2.2 Principios éticos de la intervención social con personas dependientes

El trabajo en la atención a personas dependientes está regido por un conjunto de principios éticos que buscan garantizar el bienestar, la dignidad y el respeto hacia los usuarios. Estos principios guían la actuación de los profesionales y promueven un ambiente de confianza y seguridad tanto para las personas atendidas como para sus familias. A continuación, se detallan los aspectos más relevantes de estos principios, abordando su aplicación práctica en el contexto de las instituciones.

1.2.2.1 DEONTOLOGÍA PROFESIONAL

La **deontología profesional** consiste en un conjunto de normas y principios éticos que regulan el comportamiento de los profesionales de la atención sociosanitaria. Estas normas garantizan que las actuaciones de los trabajadores se desarrollen con responsabilidad, respeto y profesionalidad.

Un ejemplo claro de aplicación de la deontología es la obligación de informar a los usuarios y sus familias sobre las intervenciones previstas de manera clara y comprensible. Además, los profesionales deben evitar cualquier acción que pueda perjudicar al usuario, manteniendo siempre un enfoque centrado en su bienestar. Este principio también implica actuar dentro de los límites de las competencias profesionales, colaborando con otros miembros del equipo interdisciplinar cuando sea necesario.

Aspectos de la Deontología Profesional	
Responsabilidad	Actuar de manera consciente y profesional, asegurándose de que las intervenciones beneficien al usuario.
Respeto	Tratar a los usuarios con dignidad y sin discriminación, respetando sus derechos y necesidades particulares.
Honestidad	Informar de manera clara y veraz sobre las intervenciones, evitando generar falsas expectativas o información ambigua.
Confidencialidad	Proteger la información personal de los usuarios, asegurando que solo sea compartida con el personal autorizado.
Límites profesionales	Actuar dentro del ámbito de competencias y derivar al usuario a otros profesionales cuando sea necesario.
Trabajo interdisciplinar	Colaborar con otros miembros del equipo para garantizar una atención integral y efectiva.
Formación continua	Mantenerse actualizado en conocimientos y habilidades para ofrecer una atención de calidad acorde con los avances del sector.

1.2.2.2 ACTITUDES Y VALORES

Las **actitudes y valores** de los profesionales desempeñan un papel fundamental en la calidad de la atención proporcionada. Entre las actitudes esenciales se encuentran la empatía, la paciencia, la tolerancia y el compromiso con el bienestar del usuario. Estos elementos son indispensables para establecer una relación de confianza.

Por otro lado, los valores que guían la intervención incluyen el respeto por la dignidad humana, la igualdad y la justicia. Esto implica tratar a todas las personas con equidad, adaptando las intervenciones a las necesidades específicas de cada individuo, sin discriminación por razones de edad, discapacidad, género u origen.

Actitudes y valores clave	
Empatía	Capacidad de ponerse en el lugar del usuario, comprendiendo sus necesidades y emociones para ofrecer una atención adecuada.
Paciencia	Mantener la calma y mostrar comprensión ante situaciones desafiantes o procesos largos en el cuidado de las personas dependientes.
Tolerancia	Aceptar y respetar las diferencias culturales, personales y sociales de los usuarios sin emitir juicios.
Compromiso	Dedicar tiempo y esfuerzo al bienestar del usuario, priorizando siempre sus necesidades.
Respeto por la dignidad	Tratar a cada persona como un individuo único, valorando sus derechos y deseos.
Justicia	Asegurar que todos los usuarios reciban un trato equitativo y justo, sin discriminación de ningún tipo.
Adaptabilidad	Ajustar las intervenciones a las necesidades específicas de cada usuario, siendo flexible ante los cambios.

1.2.2.3 RESPETO POR LA CONFIDENCIALIDAD E INTIMIDAD DE LAS PERSONAS DEPENDIENTES

El **respeto por la confidencialidad e intimidad** de los usuarios es un principio ético esencial en el ámbito sociosanitario. Este principio obliga a proteger la información personal de los usuarios, asegurándose de que solo sea compartida con aquellos profesionales que necesiten conocerla para garantizar una atención adecuada.

En la práctica, este principio se traduce en medidas concretas como no discutir información sensible en espacios públicos, almacenar los datos personales de manera segura y respetar los momentos privados del usuario, como durante el aseo personal. Además, el respeto por la intimidad también incluye evitar cualquier acción que pueda vulnerar la privacidad del usuario, como realizar intervenciones sin su consentimiento.

1.2.2.4 DELIMITACIÓN DEL PAPEL DEL PROFESIONAL DE ATENCIÓN SOCIOSANITARIA

La **delimitación del papel profesional** es fundamental para garantizar una atención eficaz y evitar conflictos de competencias. Cada profesional dentro del equipo interdisciplinar tiene responsabilidades claramente definidas, y es importante que se respeten para asegurar una coordinación adecuada.

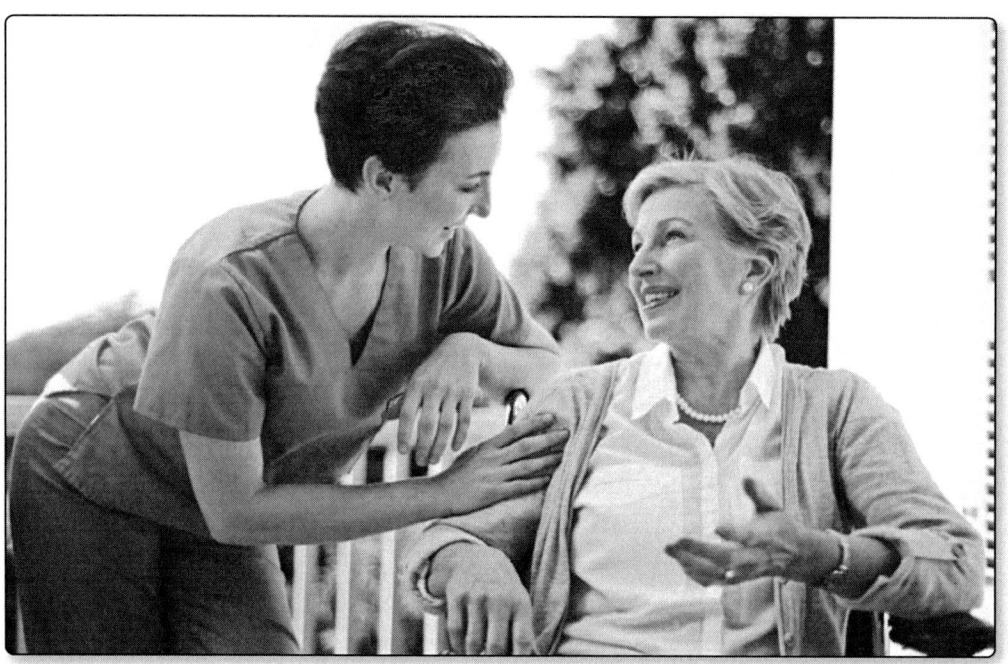

Por ejemplo, el profesional de atención sociosanitaria debe centrarse en tareas como la asistencia en actividades de la vida diaria, el apoyo emocional y la colaboración con otros profesionales. Sin embargo, no debe asumir funciones propias del personal médico, como la realización de diagnósticos o la prescripción de tratamientos.

Asimismo, este principio también incluye reconocer los propios límites emocionales y físicos, buscando apoyo en el equipo cuando sea necesario para evitar el agotamiento laboral.

Saber más

Según la **Encuesta de Discapacidad, Autonomía Personal y Situaciones de Dependencia (EDAD) 2020** realizada por el Instituto Nacional de Estadística, cerca de la mitad de las personas de seis años o más con discapacidad indicaron recibir cuidados o asistencia personal. Del total, un **24,6%** recibía estos cuidados exclusivamente de personas que residían en su hogar, un **12,1%** de personas no residentes, y un **13,0%** de ambos tipos de cuidadores.

El perfil de los cuidadores destaca por estar mayoritariamente compuesto por mujeres, quienes representaban el **63,7%** de los casos. Los grupos más comunes eran mujeres entre 45 y 64 años, que constituían el **41,0%** de los cuidadores, y hombres del mismo rango de edad, con un **20,7%**. Además, casi la mitad (**49,7%**) de las personas que recibían cuidados señalaron que eran atendidas durante ocho o más horas diarias.

En términos de parentesco, el **69,8%** de las personas de entre 6 y 44 años que recibieron cuidados señalaron como cuidador principal a uno de sus progenitores (10,5% el padre y 59,3% la madre). En el rango de 45 a 79 años, el cuidador principal fue la pareja o cónyuge en el **48,1%** de los casos. Por otro lado, para las personas de 80 años o más, el **59,1%** señaló como cuidadores principales a sus hijos (18,0% un hijo varón y 41,1% una hija).

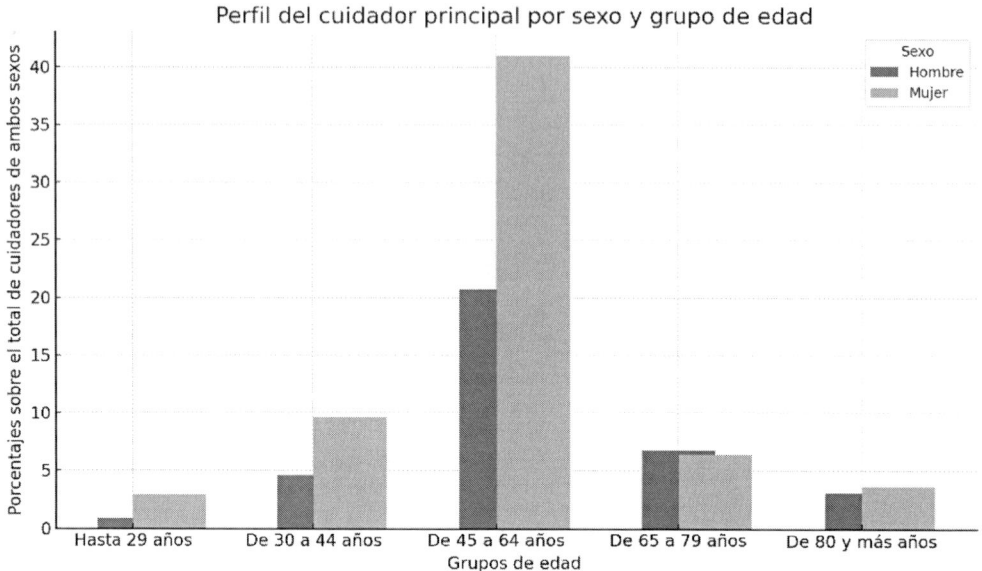

Figura 1.4. Elaboración propia a partir de datos extraídos de la Encuesta de Discapacidad, Autonomía Personal y Situaciones de Dependencia (EDAD) del Instituto Nacional de Estadística (INE).

1.2.3 Atención integral en la intervención

La atención integral en el ámbito de las instituciones de personas dependientes tiene como objetivo principal garantizar el bienestar global de los usuarios, abordando no solo sus necesidades físicas, sino también sus aspectos emocionales, sociales y psicológicos. Este enfoque holístico implica coordinar de manera efectiva todos los recursos y actores involucrados en el proceso de atención. ¿Cómo se puede lograr que las intervenciones sean verdaderamente efectivas? A través de una planificación adecuada y una comunicación constante entre los diferentes miembros del equipo interdisciplinar.

En el contexto de las instituciones de personas dependientes, la atención integral implica tratar al usuario como un ser humano completo, considerando todas sus dimensiones. Esto significa que los profesionales deben trabajar juntos para cubrir no solo las necesidades básicas, como la alimentación y la higiene, sino también aspectos como la estimulación cognitiva, la participación social y el apoyo emocional.

Por ejemplo, un usuario con movilidad reducida puede necesitar ayuda con su rehabilitación física, pero también puede requerir actividades que le permitan interactuar con otros residentes, manteniendo su autoestima y bienestar emocional. Este enfoque integral permite que el usuario se sienta atendido en todas las esferas de su vida, lo que resulta esencial para mejorar su calidad de vida.

La atención integral no puede lograrse sin una coordinación efectiva entre los profesionales que forman parte del equipo interdisciplinar. Como ya sabemos, este equipo está compuesto por diversos especialistas, como médicos, enfermeros, trabajadores sociales, terapeutas ocupacionales y profesionales de atención sociosanitaria. Cada uno de ellos aporta una perspectiva única y complementaria al proceso de atención.

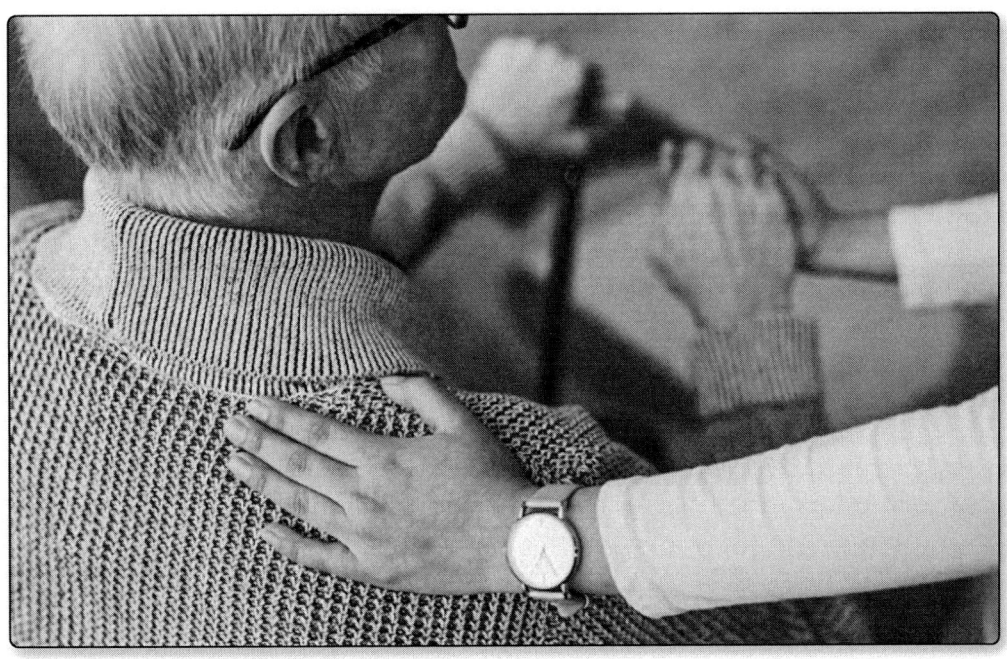

Es fundamental que todos los miembros del equipo compartan información relevante sobre el usuario para garantizar que las intervenciones sean coherentes y adecuadas. Por ejemplo, si un terapeuta ocupacional detecta que un usuario tiene dificultades para usar ciertos utensilios durante las comidas, esta información debe transmitirse al equipo para que se tomen las medidas necesarias, como adaptar el menú o proporcionar utensilios específicos.

1.2.3.1 COMUNICACIÓN AL EQUIPO INTERDISCIPLINAR DE LAS NECESIDADES DEL USUARIO

La **comunicación efectiva** es un pilar fundamental en la atención integral. Sin una adecuada transmisión de información, es imposible coordinar los esfuerzos del equipo interdisciplinar y garantizar que se atiendan todas las necesidades del usuario.

Elementos clave de la comunicación efectiva

- **Claridad:** La información debe transmitirse de manera clara y precisa, evitando ambigüedades que puedan dar lugar a errores.

- **Actualización constante:** Es importante que el equipo esté al tanto de cualquier cambio en el estado del usuario, como nuevas necesidades, avances o retrocesos.

- **Uso de herramientas adecuadas:** El uso de registros escritos, sistemas digitales y reuniones periódicas facilita la comunicación y asegura que todos los miembros del equipo tengan acceso a la información.

Por ejemplo, un sistema digital de registro puede incluir detalles sobre la medicación, los horarios de las actividades y las preferencias del usuario, permitiendo que cualquier profesional pueda consultar esta información en tiempo real.

Una comunicación efectiva mejora la calidad de la atención y previene problemas como la duplicidad de tareas o la omisión de necesidades importantes. Además, fortalece la confianza entre los miembros del equipo, creando un ambiente de trabajo más colaborativo y eficiente.

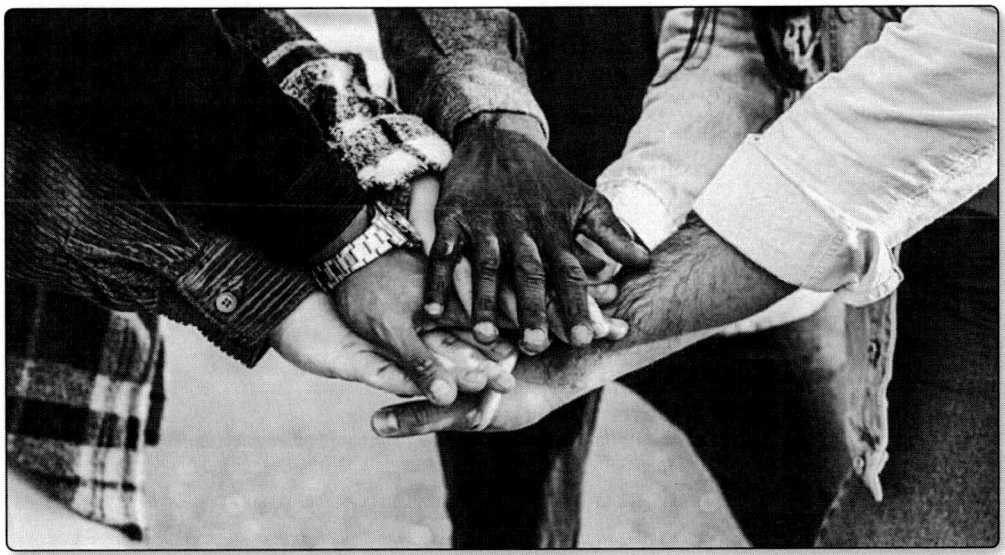

Imaginemos el caso de un usuario que ha desarrollado una infección cutánea. El profesional de atención sociosanitaria detecta esta situación durante una rutina de higiene y lo comunica al equipo interdisciplinar. Gracias a esta información, el equipo médico puede evaluar al usuario y prescribir un tratamiento adecuado, mientras que el personal de enfermería se encarga de realizar las curas necesarias. Al mismo tiempo, se informa al terapeuta ocupacional para adaptar las actividades y evitar fricciones en la zona afectada. Este flujo de información asegura una respuesta rápida y efectiva, mejorando el bienestar del usuario.

Consejo

Consejos para una comunicación efectiva al equipo interdisciplinar

Claridad en la información: Expresa las necesidades del usuario de forma concreta, evitando información confusa.

Documentación adecuada: Utiliza registros escritos o sistemas digitales para detallar las observaciones realizadas y las necesidades detectadas.

Actualización continua: Mantén al equipo informado sobre cualquier cambio en el estado del usuario.

Reuniones periódicas: Organiza reuniones regulares para compartir información y coordinar las intervenciones.

Escucha activa: Presta atención a las observaciones de otros miembros del equipo, ya que cada profesional puede aportar perspectivas valiosas.

Uso de lenguaje profesional: Comunica la información de forma respetuosa y profesional, evitando términos que puedan ser mal interpretados.

Confidencialidad: Asegúrate de que la información compartida se mantenga dentro del equipo.

Empatía en la comunicación: Reconoce las emociones y necesidades tanto del usuario como de sus cuidadores.

Herramientas tecnológicas: Implementa sistemas digitales que faciliten el acceso a la información en tiempo real para todos los miembros del equipo.

Planificación anticipada: Prepárate antes de compartir la información, asegurándote de que sea relevante.

1.3 EJERCICIOS DE AUTOEVALUACIÓN

1.3.1 UNIDAD FORMATIVA 1

1. ¿Qué garantiza una recepción adecuada en una institución de personas dependientes?

a) Una rápida evaluación inicial

b) La confidencialidad, respeto y atención personalizada (*Correcta*)

c) La exclusividad de recursos públicos

2. ¿Cuál es una función clave de los trabajadores sociales en las instituciones de atención a la dependencia?

a) Administrar tratamientos médicos

b) Diseñar programas de ejercicios físicos

c) Evaluar necesidades y coordinar recursos (*Correcta*)

3. Según la Ley de Dependencia, ¿cuál es un requisito para acceder a sus ayudas?

a) Tener al menos 70 años

b) Residir en España durante al menos cinco años (*Correcta*)

c) Presentar un certificado médico general

4. ¿Qué servicio permite la monitorización continua y respuesta rápida en emergencias?

a) Centros de día

b) Teleasistencia (*Correcta*)

c) Ayuda a domicilio

5. ¿Qué profesional ayuda a mantener y mejorar habilidades funcionales mediante actividades específicas?

a) Psicólogo

b) Enfermero

c) Terapeuta ocupacional *(Correcta)*

6. ¿Qué documento regula la valoración del grado de dependencia en España?

a) Ley General de la Seguridad Social

b) Real Decreto 174/2011 *(Correcta)*

c) Reglamento de Dependencia

7. ¿Qué actitud es esencial para establecer una relación de confianza con los usuarios?

a) Impaciencia

b) Empatía *(Correcta)*

c) Indiferencia

8. ¿Qué herramienta ayuda a coordinar al equipo interdisciplinar y evitar duplicidades?

a) Sistemas digitales de gestión de casos *(Correcta)*

b) Documentación en papel

c) Reuniones anuales

9. ¿Qué principio deontológico regula la protección de datos personales de los usuarios?

a) Respeto

b) Confidencialidad *(Correcta)*

c) Honestidad

10. ¿Cuál es el objetivo principal de la atención integral en instituciones de dependencia?

a) Garantizar el bienestar global del usuario (*Correcta*)

b) Priorizar las necesidades físicas sobre las emocionales

c) Reducir costes operativos

1. La Ley de Dependencia establece un sistema integral denominado _____ para garantizar la atención a personas dependientes.

SAAD

2. La teleasistencia incluye dispositivos como _____ de alarma para emergencias.

pulsadores

3. Los terapeutas ocupacionales diseñan actividades para mejorar habilidades _____.

funcionales

4. El equipo interdisciplinar organiza _____ periódicas para coordinar intervenciones.

reuniones

5. En el Baremo de Valoración, el Grado III se clasifica como _____ dependencia.

gran

6. La empatía es la capacidad de ponerse en el _____ del usuario.

lugar

7. **La confidencialidad asegura que la información personal de los usuarios sea protegida y compartida solo con personal _____ .**

autorizado

8. **Los centros de día promueven la _____ y el bienestar mental de los usuarios.**

socialización

9. **La alimentación en personas dependientes debe adaptarse a sus necesidades _____ .**

nutricionales

10. **La evaluación domiciliaria del grado de dependencia considera el entorno y las _____ del solicitante.**

capacidades

Unidad Formativa 2

APOYO EN LA ORGANIZACIÓN DE ACTIVIDADES PARA PERSONAS DEPENDIENTES EN INSTITUCIONES

La planificación y ejecución de actividades en instituciones buscan fomentar la autonomía, la participación y el bienestar de los residentes. Es esencial identificar los intereses y capacidades de cada usuario para organizar actividades personalizadas que puedan ser recreativas, básicas o instrumentales según sus necesidades. El manejo adecuado de materiales y recursos, así como el registro de incidencias y la evaluación del impacto de las actividades realizadas, son fundamentales para garantizar su efectividad. Estas actividades promueven la interacción social y contribuyen a mantener o mejorar las capacidades físicas, emocionales y cognitivas de los usuarios, fortaleciendo su calidad de vida.

2.1 PARTICIPACIÓN EN LA PREPARACIÓN DE ACTIVIDADES EN INSTITUCIONES SOCIALES

La organización de actividades requiere protocolos claros y la participación de los usuarios en las actividades diarias, fomentando su autonomía tanto en las tareas básicas como en las instrumentales. El acompañamiento adecuado, junto con la transmisión de información sobre intereses y posibles incidencias, asegura una intervención adaptada y efectiva.

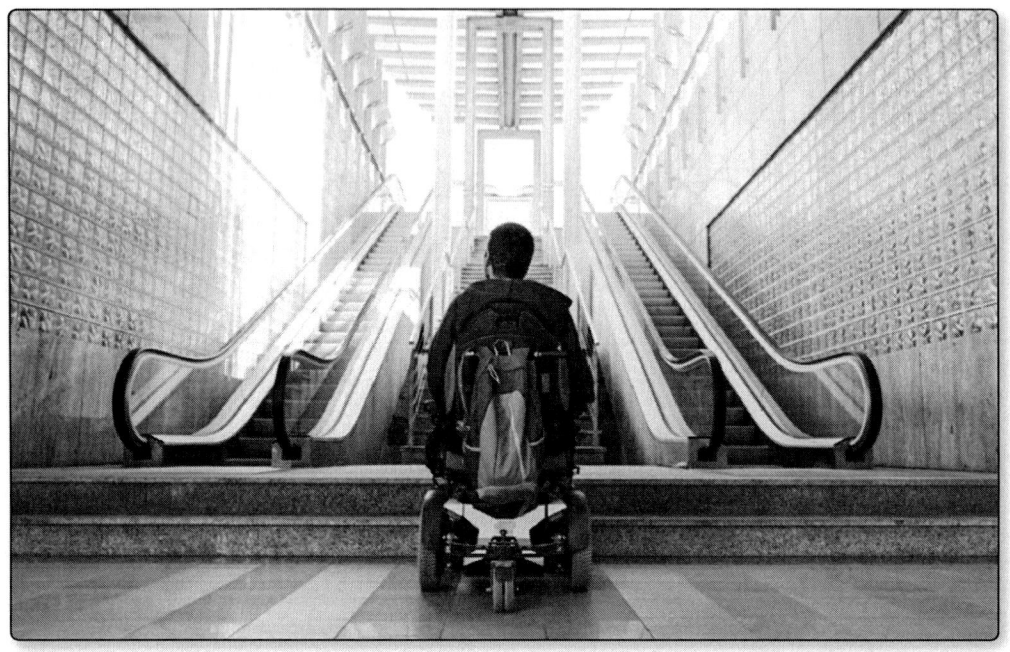

2.1.1 Protocolos de actuación y seguimiento de estos

La organización de actividades en instituciones destinadas al cuidado de personas dependientes requiere de un enfoque metódico y planificado. Para ello, los **protocolos de actuación** se convierten en herramientas esenciales que guían las intervenciones, garantizando que las actividades se desarrollen de forma ordenada, segura y adaptada a las necesidades de los usuarios. Pero, ¿qué hace que un protocolo sea realmente efectivo? Su correcta aplicación y seguimiento.

Un protocolo de actuación es un conjunto de normas, procedimientos y pasos que orientan a los profesionales sobre cómo actuar en situaciones concretas. En el contexto de las actividades para personas dependientes, estos documentos aseguran que se tengan en cuenta las limitaciones físicas, cognitivas y emocionales de cada usuario.

Por ejemplo, en una actividad grupal como la terapia ocupacional, el protocolo puede incluir desde la preparación de los materiales hasta la supervisión de los usuarios durante la actividad, especificando también cómo proceder en caso de que algún participante experimente malestar o requiera atención inmediata.

La creación de protocolos debe basarse en un análisis detallado de las necesidades y capacidades de los usuarios. Para ello, es fundamental realizar una evaluación inicial que permita identificar las actividades más adecuadas, teniendo en cuenta aspectos como la edad, el grado de dependencia y las preferencias individuales.

Un protocolo bien diseñado debe incluir:

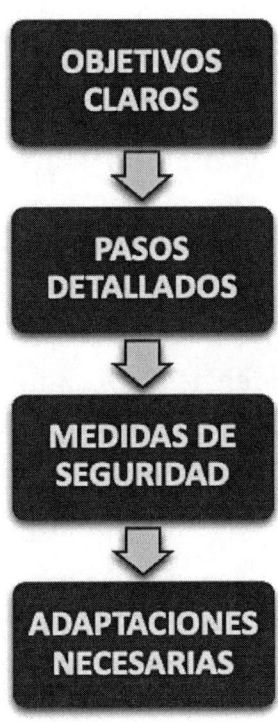

- ▶ **Objetivos claros:** Definir qué se espera lograr con la actividad.

- ▶ **Pasos detallados:** Instrucciones específicas para los profesionales, desde la preparación hasta la finalización de la actividad.

- ▶ **Medidas de seguridad:** Procedimientos para prevenir accidentes o incidentes durante la actividad.

- ▶ **Adaptaciones necesarias:** Ajustes en materiales, tiempos o enfoques según las necesidades de los participantes.

Por ejemplo, en una actividad de jardinería, el protocolo podría incluir el uso de herramientas seguras, la supervisión constante por parte del personal y la división de tareas según las capacidades de cada usuario.

La implementación de un protocolo no termina con su aplicación inicial; requiere un seguimiento constante para garantizar su efectividad. Esto incluye:

- ▶ **Observación directa:** Supervisar el desarrollo de las actividades para identificar posibles mejoras o ajustes necesarios.

- ▶ **Registro de incidencias:** Documentar cualquier situación inesperada que ocurra durante la actividad.

- ▶ **Reuniones de equipo:** Analizar periódicamente los resultados obtenidos y recoger las impresiones de los profesionales involucrados.

Por ejemplo, si durante una sesión de musicoterapia se observa que algunos usuarios tienen dificultades para seguir el ritmo de la actividad, el protocolo puede ser revisado para incluir pausas más frecuentes o alternativas más sencillas.

Un seguimiento eficaz permite:

1. **Garantizar la seguridad:** Detectar y corregir posible riesgo antes de que se conviertan en problemas.

2. **Mejorar la experiencia del usuario:** Adaptar las actividades para que sean más significativas y gratificantes.

3. **Optimizar los recursos:** Evitar desperdicios de tiempo y materiales mediante una organización eficiente.

4. **Aumentar la satisfacción del personal:** Proporcionar a los profesionales guías claras que faciliten su labor.

Ejemplo 1

Actividad de jardinería terapéutica en un centro de día para mayores

En un centro de día que atiende a personas mayores con diferentes grados de dependencia, se plantea implementar una actividad de jardinería terapéutica. Este tipo de actividad busca fomentar la autonomía, estimular las capacidades cognitivas y proporcionar un espacio de relajación y disfrute al aire libre.

El protocolo elaborado para esta actividad incluye los siguientes apartados:

1. **Objetivo:** Promover el bienestar físico y emocional de los participantes a través de una actividad que estimule sus sentidos, fomente la interacción social y potencie habilidades motoras y cognitivas.

2. **Preparación previa:**

- Identificar un espacio seguro y accesible en el jardín del centro.

- Asegurarse de que el terreno esté libre de obstáculos que puedan representar un riesgo de caídas.

- Preparar herramientas seguras, como palas y rastrillos de plástico o con mangos ergonómicos.

- Seleccionar plantas fáciles de manipular, como flores de temporada o hierbas aromáticas.

3. **Ejecución de la actividad:**

- Dividir a los usuarios en grupos pequeños según sus capacidades.

- Asignar a cada grupo una tarea específica, como llenar macetas con tierra, plantar semillas o regar las plantas.

- Asegurar una supervisión constante por parte del personal para prevenir accidentes y ofrecer apoyo en caso necesario.

4. **Medidas de seguridad:**

- Limitar el uso de herramientas a aquellas que sean seguras para personas con movilidad reducida.

- Proporcionar guantes y sombreros para evitar cortes o exposición excesiva al sol.

- Contar con un botiquín cercano y personal capacitado en primeros auxilios.

5. **Seguimiento del protocolo:**

- Observación directa: Durante la actividad, el personal anota las reacciones de los participantes, detectando posibles dificultades o momentos de especial disfrute.

- Registro de incidencias: Si un usuario muestra signos de fatiga o incomodidad, se registra el incidente para ajustar futuras sesiones.

6. **Evaluación posterior:**

   - Reuniones semanales del equipo para revisar los resultados obtenidos.

   - Análisis de los comentarios de los participantes y sus familias para identificar mejoras.

Ajustes realizados tras la evaluación

En las primeras sesiones, algunos usuarios manifestaron dificultades para manipular las herramientas debido a problemas de destreza manual. Como respuesta, se incluyeron actividades alternativas, como decorar macetas con pintura o distribuir tierra con herramientas más livianas. Además, se implementaron pausas más frecuentes para evitar el cansancio excesivo.

Resultados

Tras tres meses de aplicación del protocolo, se observó:

- Un aumento en la participación de los usuarios, incluyendo aquellos con mayor grado de dependencia.

- Mejora en las habilidades motoras finas de algunos participantes.

- Mayor interacción social y disminución de comportamientos apáticos en el grupo.

Ejemplo 2

Sesiones de musicoterapia en una residencia de mayores

En una residencia para personas mayores con demencia en diferentes etapas, se decide implementar sesiones de musicoterapia como parte del programa de actividades para estimular las capacidades cognitivas y emocionales de los residentes. Estas sesiones están diseñadas para fomentar la conexión emocional, reducir la ansiedad y mejorar el estado de ánimo.

Diseño del protocolo

El protocolo para las sesiones de musicoterapia incluye los siguientes apartados:

1. **Objetivo:** Utilizar la música para estimular la memoria, promover la expresión emocional y mejorar la calidad de vida de los residentes con demencia.

2. **Preparación previa:**
   - Seleccionar un espacio cómodo y libre de distracciones.
   - Disponer de equipos de sonido seguros y adaptados.
   - Crear listas de reproducción con música conocida por los residentes, basada en entrevistas previas con ellos y sus familiares.
   - Contar con instrumentos simples como tambores, maracas y triángulos para actividades participativas.

3. **Ejecución de la actividad:**
   - Dividir a los participantes en grupos pequeños según su nivel de dependencia y preferencia musical.

- Comenzar con una introducción que explique la actividad y motive la participación.

- Utilizar la música como herramienta para iniciar conversaciones o provocar recuerdos.

- Incorporar actividades participativas como seguir el ritmo con instrumentos o tararear melodías.

4. **Medidas de seguridad:**

- Supervisar constantemente a los participantes para identificar posibles signos de sobrecarga sensorial o incomodidad.

- Evitar sonidos fuertes o melodías que puedan generar agitación.

- Asegurarse de que los instrumentos utilizados no representen ningún riesgo físico.

Seguimiento del protocolo

1. **Observación directa:** Durante las sesiones, el personal toma nota de las reacciones de los residentes, como sonrisas, movimientos al compás de la música o expresiones emocionales.

2. **Registro de incidencias:** Si algún participante muestra signos de ansiedad o rechazo, se documenta para ajustar futuras sesiones.

3. **Evaluación posterior:**

- Reuniones quincenales del equipo interdisciplinar para analizar los efectos observados.

- Encuestas a familiares para recoger información sobre posibles cambios en el comportamiento de los residentes.

Ajustes realizados tras la evaluación

En las primeras sesiones, se observó que algunos residentes con demencia avanzada mostraban ansiedad ante canciones desconocidas. Por ello, se modificó el protocolo para incluir exclusivamente melodías populares de su juventud. Además, se redujo la duración de las sesiones para evitar fatiga.

Resultados

Tras dos meses de aplicación del protocolo, se registraron los siguientes logros:

1. Mayor interacción social entre los participantes durante y después de las sesiones.

2. Incremento de momentos de conexión emocional, como recuerdos asociados a la música.

3. Disminución de episodios de ansiedad en los participantes, especialmente en aquellos que participaban regularmente.

Ejemplo 3

Taller de habilidades sociales para personas con discapacidad intelectual

En un centro de día dedicado a personas con discapacidad intelectual leve y moderada, se implementa un taller de habilidades sociales para fomentar la comunicación, la empatía y la interacción entre los participantes. Este tipo de actividad es fundamental para mejorar su inclusión social y su calidad de vida, ayudándoles a desenvolverse con mayor autonomía en situaciones cotidianas.

Diseño del protocolo

El protocolo para el taller incluye los siguientes apartados:

1. **Objetivo:** Desarrollar y reforzar las habilidades sociales de los participantes mediante actividades prácticas y dinámicas, promoviendo su confianza y autonomía en interacciones cotidianas.

2. **Preparación previa:**

   - Establecer un grupo reducido de participantes (5-7 personas) para garantizar una atención personalizada.

   - Diseñar actividades adaptadas al nivel de comprensión y habilidades de los usuarios, como role-playing, juegos de comunicación o debates guiados.

   - Preparar un espacio tranquilo y cómodo, con sillas dispuestas en círculo para facilitar la interacción.

   - Contar con materiales de apoyo, como tarjetas con preguntas, ilustraciones o vídeos.

3. **Ejecución de la actividad:**

   - Inicio con una introducción motivadora para explicar el propósito de la sesión.

   - Dinámicas específicas, como:
     - Simulaciones de situaciones reales, como saludar a desconocidos, pedir ayuda en una tienda o resolver un malentendido.
     - Juegos en grupo que fomenten el trabajo en equipo y la escucha activa.
     - Reflexión grupal al final de cada actividad para compartir aprendizajes.

   - Refuerzo positivo constante, reconociendo los avances individuales y grupales.

4. **Medidas de seguridad:**

- Supervisión constante para evitar posibles conflictos o malentendidos entre los participantes.

- Adaptación del lenguaje utilizado por los facilitadores para garantizar la comprensión.

- Creación de un ambiente inclusivo donde todos se sientan cómodos para participar.

Seguimiento del protocolo

1. **Observación directa:** Durante el taller, los facilitadores registran el nivel de participación y los progresos individuales, anotando casos específicos de mejora o dificultad.

2. **Registro de incidencias:** Cualquier conflicto o incomodidad que surja durante las dinámicas se documenta para analizar posibles ajustes en el enfoque de las sesiones.

3. **Evaluación posterior:**

- Reuniones semanales del equipo para revisar el impacto de las actividades y ajustar el contenido según las necesidades detectadas.

- Encuestas o entrevistas a los usuarios y sus familias para valorar los cambios en su comportamiento fuera del centro.

Ajustes realizados tras la evaluación

En las primeras sesiones, se observó que algunos participantes tenían dificultades para comprender ciertos conceptos abstractos relacionados con la empatía. Como solución, se incorporaron ejemplos visuales y dramatizaciones más concretas para ilustrar estos conceptos de manera accesible. Además, se incrementó el tiempo dedicado a la práctica guiada para reforzar los aprendizajes.

Resultados

Después de tres meses de aplicación del protocolo, se lograron los siguientes resultados:

1. Mejora notable en la capacidad de los participantes para iniciar y mantener conversaciones.

2. Reducción de comportamientos ansiosos en situaciones sociales nuevas.

3. Incremento de la confianza en sí mismos, reflejado en una mayor disposición a participar en actividades grupales.

Ejemplo 4

Actividad de rehabilitación motora para personas con lesiones medulares

En un centro especializado en la atención a personas con lesiones medulares, se implementa un programa de rehabilitación motora que incluye ejercicios adaptados para mejorar la fuerza, la movilidad y la coordinación. Este programa busca promover la recuperación funcional y reforzar la confianza y la autonomía de los usuarios.

Diseño del protocolo

El protocolo para la actividad incluye los siguientes apartados:

1. **Objetivo:** Facilitar la recuperación motora mediante ejercicios terapéuticos adaptados, promoviendo la autonomía y mejorando la calidad de vida de los usuarios.

2. **Preparación previa:**

- Realizar una evaluación inicial de cada usuario para determinar su nivel de movilidad y establecer metas realistas.

- Diseñar un plan individualizado de ejercicios que contemple las necesidades y limitaciones específicas de cada participante.

- Preparar el material necesario, como bandas elásticas, pelotas de terapia, barras de apoyo y colchonetas.

- Asegurar que el espacio sea accesible, seguro y libre de obstáculos.

3. **Ejecución de la actividad:**

- Dividir las sesiones en tres fases: calentamiento, ejercicios principales y estiramientos finales.

- Proporcionar apoyo continuo por parte de un fisioterapeuta o profesional especializado.

- Ofrecer instrucciones claras y realizar demostraciones de los ejercicios antes de que los usuarios los lleven a cabo.

- Adaptar la intensidad y duración de los ejercicios según la respuesta y el progreso del usuario.

4. **Medidas de seguridad:**

- Supervisión constante durante la realización de los ejercicios para prevenir lesiones.

- Contar con equipos ergonómicos que minimicen el riesgo de esfuerzo excesivo.

- Tener a mano un botiquín y personal capacitado en primeros auxilios.

Seguimiento del protocolo

1. **Observación directa:** Los fisioterapeutas registran los avances en la movilidad, la fuerza y la coordinación de los usuarios tras cada sesión.

2. **Registro de incidencias:** Documentar cualquier situación que pueda interferir en la realización de los ejercicios, como dolor, fatiga extrema o falta de motivación.

3. **Evaluación posterior:**
   - Reuniones mensuales del equipo interdisciplinar para analizar los progresos de los usuarios.
   - Revisión y ajuste del plan de ejercicios en función de los resultados obtenidos.

Ajustes realizados tras la evaluación

Durante las primeras semanas, algunos usuarios mostraron dificultades para completar ciertos ejercicios debido a su nivel de fatiga. Como respuesta, se incorporaron periodos de descanso más largos entre series y se introdujeron ejercicios de menor intensidad para evitar el desánimo. Además, se utilizó música relajante durante las sesiones para crear un ambiente más motivador.

Resultados

Tras tres meses de aplicación del protocolo, se observaron los siguientes logros:

1. Incremento en la movilidad articular y la fuerza muscular de los participantes.

2. Mejora en la autonomía de los usuarios para realizar actividades básicas de la vida diaria.

3. Reducción del nivel de ansiedad y aumento de la motivación para participar en otras actividades.

Ejemplo 5

Taller de cocina adaptada para personas con discapacidad visual

En una organización que atiende a personas con discapacidad visual, se diseña un taller de cocina adaptada con el objetivo de fomentar la autonomía en el hogar y desarrollar habilidades prácticas. Este tipo de actividad permite a los participantes ganar confianza y mejorar su independencia en la preparación de alimentos.

Diseño del protocolo

El protocolo para esta actividad incluye los siguientes apartados:

1. **Objetivo:** Enseñar a los participantes técnicas de cocina seguras y adaptadas a sus necesidades, promoviendo la autonomía y la inclusión en actividades cotidianas.

2. **Preparación previa:**

   - Identificar las recetas que se prepararán, seleccionando platos sencillos y saludables.

   - Proveer utensilios de cocina adaptados, como cuchillos con guía, tablas de cortar con bordes elevados y medidores táctiles.

   - Organizar los ingredientes de manera ordenada y accesible, etiquetados en braille o con marcadores de alto contraste.

   - Asegurar que la cocina sea un espacio seguro, libre de obstáculos y bien organizado.

3. **Ejecución de la actividad:**

   - Comenzar con una introducción sobre la receta del día, describiendo los pasos de manera clara y detallada.

- Demostrar las técnicas de cocina utilizando el sentido del tacto y la orientación verbal.

- Supervisar y guiar a los participantes durante todo el proceso, ofreciendo apoyo cuando sea necesario.

- Fomentar el trabajo en equipo y la colaboración entre los participantes para resolver posibles dificultades.

4. **Medidas de seguridad:**

   - Supervisión constante durante el uso de utensilios cortantes o superficies calientes.

   - Proveer guantes resistentes al calor y protectores para cuchillos.

   - Instruir a los participantes sobre cómo manejar posibles emergencias, como derrames o pequeñas quemaduras.

Seguimiento del protocolo

1. **Observación directa:** El personal registra la capacidad de los participantes para seguir las instrucciones, manejar los utensilios y completar las tareas asignadas.

2. **Registro de incidencias:** Documentar cualquier dificultad o incidente durante la actividad, como problemas con la identificación de ingredientes o el manejo de utensilios.

3. **Evaluación posterior:**

   - Reuniones quincenales para analizar los progresos de los participantes y ajustar las recetas o los métodos de enseñanza.

   - Encuestas a los participantes para conocer su nivel de satisfacción y sugerencias para futuras sesiones.

Ajustes realizados tras la evaluación

Tras las primeras sesiones, se observó que algunos participantes necesitaban más tiempo para familiarizarse con los utensilios adaptados. Como respuesta, se incorporaron ejercicios de práctica previa antes de comenzar con las recetas. Además, se introdujeron pausas adicionales para evitar la fatiga.

Resultados

Luego de tres meses de aplicación del protocolo, se lograron los siguientes avances:

1. Aumento en la confianza de los participantes para preparar comidas de manera independiente.

2. Mejora en la destreza y el manejo de utensilios de cocina adaptados.

3. Mayor participación en las actividades del hogar, lo que redundó en un incremento de su autonomía.

2.1.2 Participación del usuario en las actividades diarias de la institución

La participación de los usuarios en las actividades diarias de una institución mejora su bienestar físico y emocional, a la par que refuerza su autonomía y sentido de pertenencia. Fomentar esta participación es una tarea que requiere planificación, adaptación a las capacidades de cada individuo y un enfoque inclusivo por parte de los profesionales. Pero, ¿qué significa realmente lograr que los usuarios se involucren en las actividades cotidianas?

La participación de los usuarios en las actividades diarias no debe entenderse solo como una forma de mantenerlos ocupados, sino como un medio para que desarrollen habilidades, fortalezcan sus relaciones sociales y mantengan su autoestima. Por ejemplo, tareas simples como ayudar en la preparación de la mesa o participar en actividades recreativas pueden proporcionar un sentido de logro y utilidad.

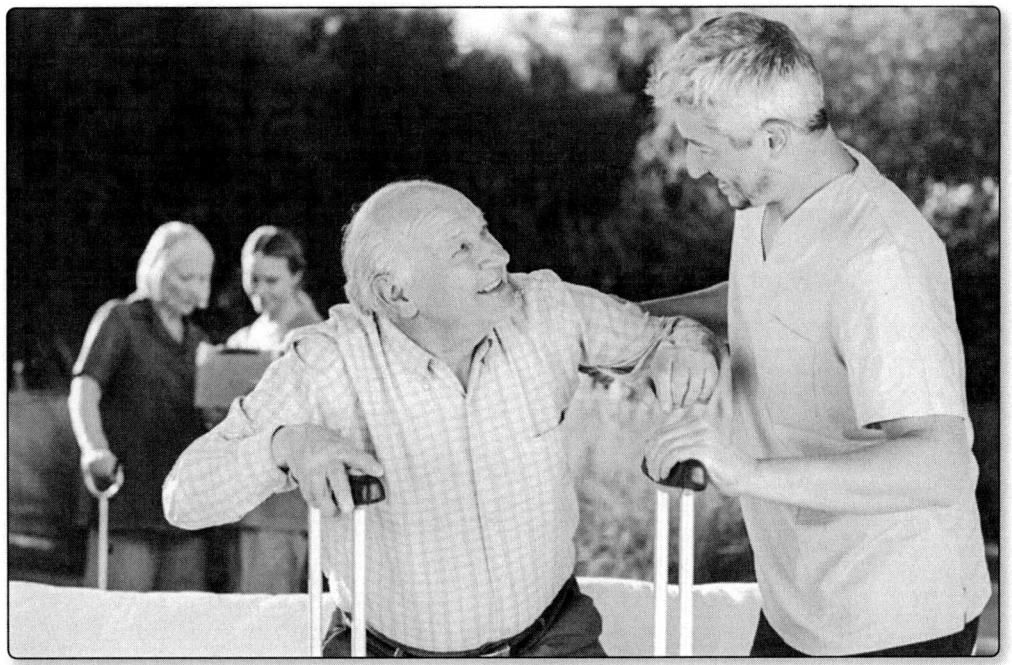

Las instituciones deben garantizar que estas actividades sean significativas y adaptadas a las capacidades y preferencias de los usuarios. Esto promueve un entorno inclusivo donde cada individuo se sienta valorado.

Las **principales estrategias** para fomentar la participación giran en torno a los siguientes aspectos:

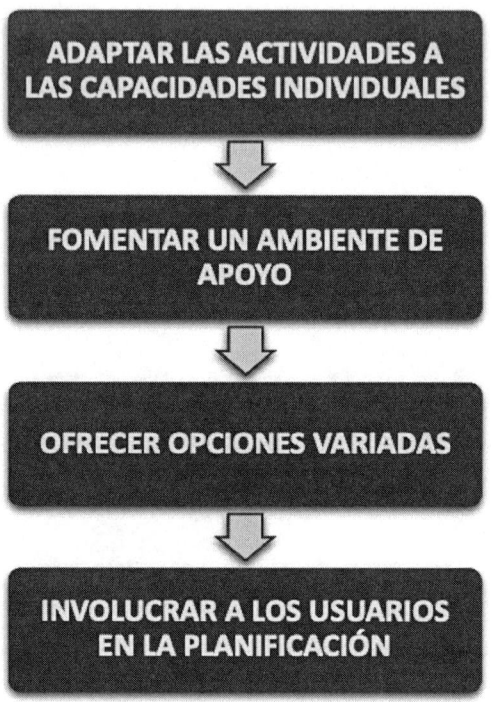

1. **Adaptar las actividades a las capacidades individuales:** Cada usuario tiene diferentes niveles de autonomía y habilidades. Es fundamental ajustar las actividades para que todos puedan participar. Por ejemplo, un usuario con movilidad reducida puede encargarse de actividades que no requieran desplazamientos, como clasificar utensilios o decorar espacios.

2. **Fomentar un ambiente de apoyo:** La actitud de los profesionales es clave para motivar a los usuarios. Un entorno donde se ofrezca refuerzo positivo y se celebren los logros individuales puede marcar la diferencia.

3. **Ofrecer opciones variadas:** Proponer una variedad de actividades permite que los usuarios elijan aquellas que más les interesen. Esto aumenta su motivación y compromiso. Por ejemplo, actividades como jardinería, manualidades, lectura en grupo o gimnasia adaptada pueden ser atractivas para diferentes perfiles.

4. **Involucrar a los usuarios en la planificación:** Consultar a los usuarios sobre qué actividades les gustaría realizar asegura que las propuestas sean de su interés y les hace sentir parte del proceso.

Estrategia	Ejemplo	Consejo
Adaptar actividades a las capacidades	Asignar tareas simples como decorar espacios para usuarios con movilidad reducida.	Identificar las habilidades individuales de cada usuario para asignarles tareas en las que puedan destacar.
Fomentar un ambiente de apoyo	Celebrar los logros individuales, como completar una manualidad o contribuir en el jardín.	Utilizar refuerzo positivo de manera constante para aumentar la confianza de los usuarios.
Ofrecer opciones variadas	Proponer actividades como gimnasia adaptada, lectura grupal o jardinería.	Preguntar periódicamente a los usuarios sobre sus intereses para ajustar la variedad de actividades.
Involucrar a los usuarios en la planificación	Pedir a los residentes ideas para las próximas actividades o eventos especiales.	Realizar reuniones mensuales para recoger sus opiniones y fomentar su implicación en las decisiones.
Proporcionar adaptaciones	Usar utensilios adaptados para actividades como cocinar o pintar.	Invertir en herramientas y materiales accesibles para garantizar la participación de todos los usuarios.

Estrategia	Ejemplo	Consejo
Trabajar en pequeños grupos	Crear equipos de 3-4 personas para actividades como juegos de mesa o jardinería.	Dividir a los usuarios en grupos según sus afinidades y habilidades para fomentar la cooperación.
Ofrecer actividades intergeneracionales	Invitar a colegios o asociaciones juveniles para realizar talleres conjuntos con los usuarios.	Planificar actividades con anticipación y asegurarse de que ambas partes entiendan los objetivos.

Actividad

Imagina que trabajas en una institución que atiende a personas dependientes, y tu tarea es fomentar su participación en las actividades diarias. Basándote en la tabla de estrategias vista anteriormente, realiza la siguiente actividad

1. **Elige dos estrategias de la tabla para fomentar la participación de los usuarios.**

   Diseña un ejemplo concreto para cada estrategia, detallando:

   Contexto: Tipo de institución y perfil de los usuarios.

   Actividad: En qué consiste la actividad que propones.

   Implementación: Cómo aplicarías la estrategia paso a paso.

   Beneficios esperados: Resultados que podrían obtenerse.

2. **Explica cuál de las dos estrategias elegidas consideras más efectiva y por qué. Justifica tu respuesta con argumentos claros y fundamentados.**

2.1.3 Autonomía del usuario

La autonomía es un aspecto esencial en la vida de cualquier persona, ya que influye directamente en su calidad de vida, autoestima y capacidad para participar activamente en su entorno. En el caso de las personas dependientes que residen en instituciones, fomentar su autonomía es un objetivo prioritario.

Las **actividades de la vida diaria (AVD)** comprenden el conjunto de tareas y rutinas necesarias para que una persona pueda vivir de manera autónoma y participar activamente en la sociedad. Estas actividades se clasifican en **básicas, instrumentales y avanzadas**, según su complejidad y el nivel de interacción que requieren con el entorno. La capacidad para realizarlas es fundamental para evaluar la autonomía y calidad de vida de una persona.

En el contexto de las personas dependientes, estas actividades son especialmente relevantes, ya que constituyen un indicador clave del grado de ayuda que necesitan. El marco legal español, recogido en la **Ley de Promoción de la Autonomía y Atención a las Personas en Situación de Dependencia**, define la dependencia como un **estado permanente asociado a la falta de autonomía física, mental, intelectual o sensorial**, que requiere el apoyo de terceros o ayudas técnicas para llevar a cabo estas actividades.

Las **actividades básicas de la vida diaria (ABVD)** incluyen aquellas rutinas esenciales para el cuidado personal. Estas tareas son indispensables para satisfacer necesidades físicas inmediatas, como la higiene, la alimentación y la movilidad. Cuando una persona pierde la capacidad de realizarlas de forma independiente, su autonomía se ve gravemente afectada, requiriendo apoyo externo o ayudas técnicas.

Entre las **ABVD más comunes** se encuentran:

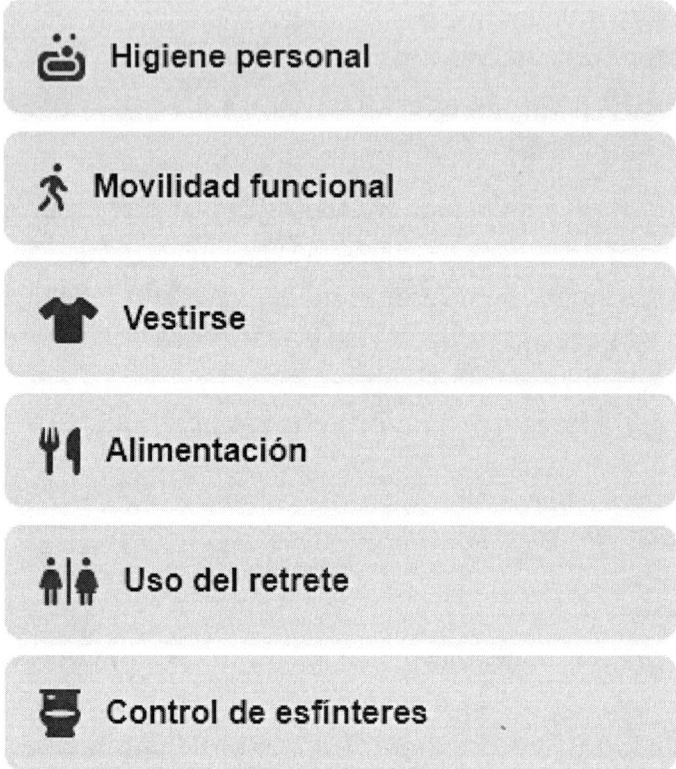

- ► **Higiene personal:** lavarse, ducharse y mantener la limpieza corporal.

- ► **Movilidad funcional:** moverse de manera autónoma, levantarse de la cama o desplazarse en silla de ruedas.

- ► **Vestirse:** elegir y ponerse ropa sin ayuda externa.

- ► **Alimentación:** comer y beber sin asistencia, o con el uso de utensilios adaptados.

- ► **Uso del retrete:** acceder y utilizar el baño de forma autónoma.

- ► **Control de esfínteres:** manejar la continencia urinaria y fecal.

Cuando las personas mayores o dependientes no pueden realizar estas tareas, suelen requerir intervenciones específicas como la **instalación de barras de apoyo en baños**, el uso de grúas para la movilización o utensilios diseñados para facilitar la alimentación.

Las **actividades instrumentales de la vida diaria (AIVD)** son aquellas que permiten a una persona desenvolverse en su entorno social y mantener una vida independiente en la comunidad. A diferencia de las básicas, no son imprescindibles para la supervivencia, pero sí resultan necesarias para gestionar la vida cotidiana con autonomía.

Entre las **AIVD más relevantes** destacan:

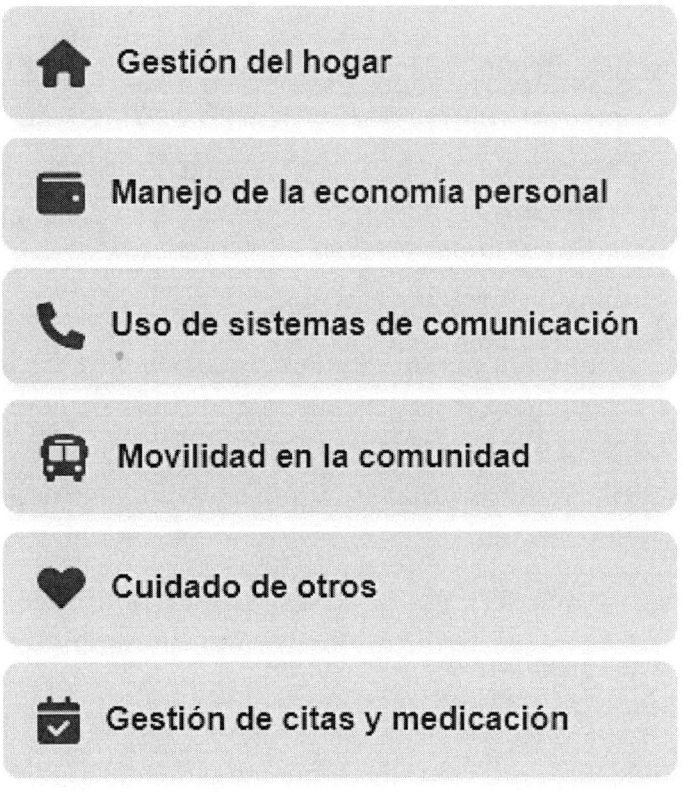

▼ **Gestión del hogar:** cocinar, limpiar y lavar la ropa.

▼ **Manejo de la economía personal:** administrar el dinero, pagar facturas y gestionar gastos.

▼ **Uso de sistemas de comunicación:** manejar teléfonos móviles, ordenadores o tabletas.

▼ **Movilidad en la comunidad:** desplazarse en transporte público o conducir.

▼ **Cuidado de otros:** atender a mascotas o supervisar a niños.

▼ **Gestión de citas y medicación:** planificar y cumplir con actividades relacionadas con la salud.

Aunque estas tareas pueden delegarse en terceros, es recomendable fomentar al máximo la autonomía del usuario en su realización. Por ejemplo, una persona mayor podría usar aplicaciones adaptadas para gestionar su calendario de citas médicas o participar en talleres de cocina para practicar estas habilidades en un entorno seguro.

El trabajo sistemático de las **ABVD y AIVD** tiene un impacto directo en la **autonomía personal y la calidad de vida de las personas dependientes.** Al fomentar su participación en estas tareas, se mejora su funcionalidad, su autoestima y su bienestar emocional. ¿No es reconfortante recuperar la capacidad para decidir qué ropa ponerse o planificar el menú del día?

Además, promover estas actividades contribuye a retrasar el deterioro físico y cognitivo, fortaleciendo habilidades motoras, sensoriales y sociales. Por ello, los profesionales que trabajan en el ámbito de la dependencia deben diseñar programas de intervención personalizados, considerando las capacidades y necesidades específicas de cada usuario.

En España, la valoración del grado de autonomía de una persona se realiza mediante escalas reconocidas como el **Índice de Barthel** y la **Escala de Incapacidad de la Cruz Roja.** Estas herramientas miden la capacidad para llevar a cabo las ABVD y AIVD, determinando el nivel de ayuda necesario para garantizar su bienestar.

Saber más

Según la **Encuesta de Discapacidad, Autonomía Personal y Situaciones de Dependencia (EDAD) 2020**, realizada por el Instituto Nacional de Estadística (INE), 1,58 millones de personas con discapacidad estaban en edad laboral (16-64 años). De este total, **765,5 mil eran hombres** y **818,2 mil mujeres**. Aproximadamente, **una de cada cuatro personas con discapacidad trabajaba** (23,7% hombres y 23,5% mujeres). Entre los hombres ocupados, las discapacidades más comunes eran problemas de **audición (37,9%)** y **movilidad (25,7%)**, mientras que entre las mujeres ocupadas destacaban los problemas de **movilidad (37,2%)** y de **visión (31,0%)**.

En cuanto al tipo de empleo, el **88,0% de los ocupados eran asalariados**, de los cuales siete de cada diez tenían contratos indefinidos y el 76,3% trabajaba jornada completa. Por otro lado, un **10,6% trabajaba por cuenta propia**, desempeñando principalmente **ocupaciones elementales (30,4%)**, seguidas de puestos técnicos (17,5%) y administrativos (15,9%).

El informe también analiza las barreras arquitectónicas y de transporte que limitan la vida diaria de las personas con discapacidad. Un **34,0% (1,4 millones)** manifestó dificultades para desenvolverse en su vivienda o edificio, siendo las mujeres las que reportaron mayores problemas (**38,0%**) en comparación con los hombres (**28,4%**). Estas dificultades aumentaban con la edad, afectando al **48,0% de las mujeres** y al **39,6% de los hombres** en el grupo de **80 años o más**. Los principales obstáculos se encontraban en **portales, escaleras y garajes**, impactando al **24,6% del total**, con mayor incidencia en mayores de 80 años (**33,4%**).

En edificios públicos y entornos urbanos, **un 36,2% (1,5 millones de personas)** reportó dificultades, siendo el transporte otro ámbito crítico: **el 43,8% (1,8 millones)** indicó problemas al desplazarse, cifra que aumentó al **60,8%** entre mayores de 80 años. Las mayores dificultades se dieron en el **transporte público (40,3%)** y vehículos particulares (21,4%), mientras que fueron menores en medios especializados como ambulancias (11,4%).

Respecto a las **tecnologías de la información y comunicación (TIC)**, el **39,4%** de las personas con discapacidad tuvo dificultades para su uso, afectando más a mujeres (**41,1%**) que a hombres (**37,0%**). Esta barrera se incrementaba con la edad, alcanzando al **57,6% de las personas mayores de 80 años**. Por tipo de discapacidad, las personas con problemas de **autocuidado** enfrentaron las mayores barreras, excepto en TIC, donde fueron las personas con dificultades de **aprendizaje** quienes encontraron más obstáculos.

En **uno de cada cinco hogares españoles (20,5%)** vivía al menos una persona con discapacidad en 2020. Más de **un millón de hogares** tenían personas con discapacidad que vivían solas, y en **270.000 hogares**, todos los miembros presentaban algún tipo de discapacidad. Entre las personas con discapacidad que vivían solas, **seis de cada diez** mantuvieron contacto regular con sus familiares. Sin embargo, un **15,4%** indicó no tener contacto con ellos.

En cuanto a las relaciones sociales, **el 44,3% de las personas con discapacidad** afirmó tener interacciones frecuentes con amigos, vecinos o conocidos. Esta frecuencia disminuyó con la edad, pasando del **51,8% entre los 6 y 44 años** al **39,9% en mayores de 80 años**. Además, **una de cada tres personas con discapacidad que vivía sola** afirmó no tener ninguna relación social.

2.1.3.1 AUTONOMÍA EN LAS ACTIVIDADES BÁSICAS DE LA VIDA DIARIA

Como ya hemos visto, las actividades básicas de la vida diaria (ABVD) incluyen tareas fundamentales como el aseo personal, vestirse, comer, movilizarse, y usar el baño. Facilitar que una persona dependiente pueda realizar estas actividades por sí misma, o al menos con el menor apoyo posible, tiene un impacto significativo en su percepción de independencia.

Para fomentar esta autonomía, los profesionales deben seguir ciertos principios clave:

- ▼ **Evaluación personalizada**: es necesario valorar las capacidades individuales de cada usuario. ¿Puede realizar parcialmente alguna tarea? ¿Qué apoyos específicos necesita?

- ▼ **Apoyo progresivo**: en lugar de realizar todas las tareas por ellos, los cuidadores pueden ofrecer ayuda solo cuando sea estrictamente necesario, permitiendo que el usuario mantenga el control en las partes que puede gestionar.

- ▼ **Adaptación del entorno:** el uso de herramientas como grúas, barras de sujeción o utensilios adaptados puede marcar la diferencia. Por ejemplo, ¿una cuchara con mango ergonómico puede ayudar a alguien con problemas de agarre a comer de manera autónoma?

Además, es esencial promover la participación de la persona en estas actividades. Si bien el tiempo requerido puede ser mayor, el beneficio en términos de autoestima y bienestar es incalculable. Por ejemplo, permitir que una persona elija su ropa, aunque tarde más en vestirse, fomenta su sentido de control sobre su vida.

2.1.3.2 AUTONOMÍA EN LAS ACTIVIDADES INSTRUMENTALES DE LA VIDA DIARIA

Las actividades instrumentales de la vida diaria (AIVD) son aquellas que, aunque no sean esenciales para la supervivencia, son fundamentales para mantener una vida independiente. Entre estas tareas se incluyen la gestión de la economía personal, el uso de dispositivos electrónicos, la preparación de comidas o la planificación de citas.

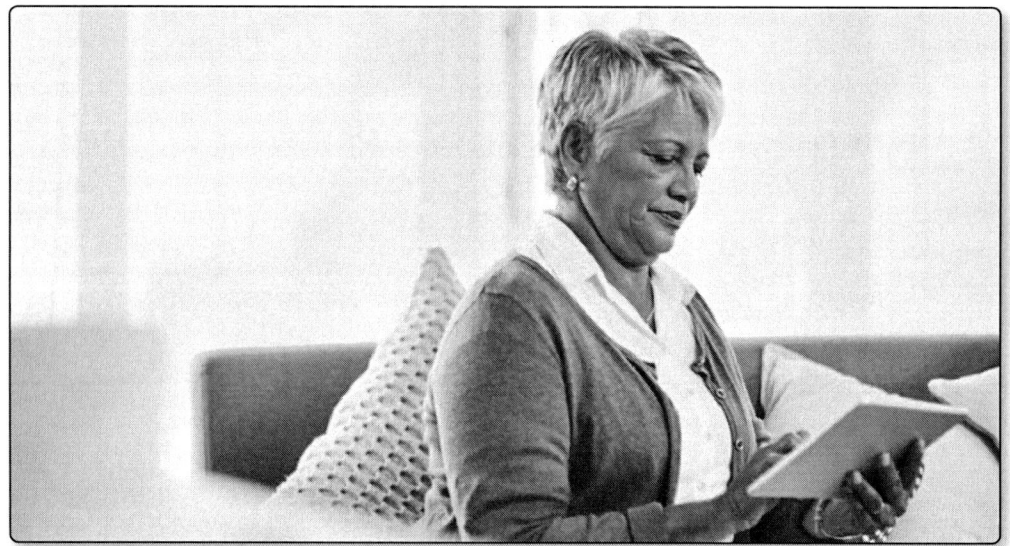

En un entorno institucional, fomentar estas actividades puede parecer un reto mayor, pero no es imposible. Por ejemplo, algunas estrategias incluyen:

- ▸ **Talleres ocupacionales:** organizar sesiones donde los usuarios puedan practicar tareas como cocinar platos sencillos o usar el ordenador. ¿Qué mejor manera de aprender que en un entorno controlado y adaptado?

- ▸ **Tecnología accesible:** el uso de dispositivos adaptados, como teléfonos con botones grandes o tabletas con aplicaciones intuitivas, puede facilitar la realización de estas actividades.

▸ **Fomentar la toma de decisiones:** incluso en pequeñas acciones, como elegir el menú semanal o planificar actividades grupales, se puede reforzar la capacidad de decisión y organización de los usuarios.

2.1.4 Acompañamiento en las actividades de la vida diaria del usuario según instrucciones del profesional responsable

El acompañamiento en las actividades de la vida diaria de una persona dependiente implica proporcionar asistencia física, **apoyar emocionalmente** y fomentar la autonomía del usuario en la medida de sus posibilidades. Pero, ¿cómo debe realizarse este acompañamiento de manera adecuada?

El acompañamiento debe estar siempre guiado por las **instrucciones del profesional responsable**, quien evalúa las necesidades específicas del usuario y diseña un plan de intervención personalizado. Este plan puede incluir tanto las actividades básicas de la vida diaria (ABVD), como el aseo personal, la alimentación o la movilidad, como las actividades instrumentales de la vida diaria (AIVD), como la gestión del hogar o el uso de dispositivos tecnológicos. **La coordinación entre el profesional y el cuidador es esencial para garantizar la calidad del apoyo brindado.**

Los principios fundamentales en el acompañamiento son:

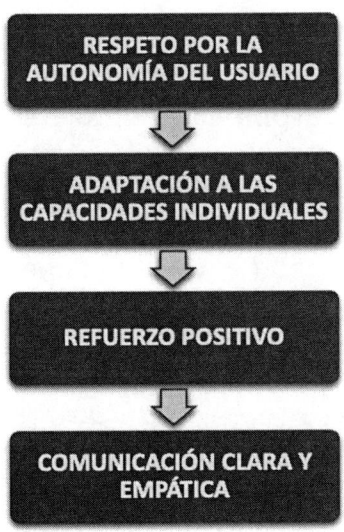

1. **Respeto por la autonomía del usuario:** aunque el usuario necesite ayuda, es importante permitirle participar activamente en las tareas siempre que sea posible. Por ejemplo, en el momento del vestido, el cuidador puede ayudar solo con las prendas más complicadas y dejar que el usuario se encargue del resto.

2. **Adaptación a las capacidades individuales:** cada usuario tiene un nivel diferente de dependencia. Por ello, el acompañamiento debe ajustarse a sus capacidades físicas, mentales y emocionales. ¿Puede el usuario sostener un utensilio, pero no llevarlo a la boca? En ese caso, el cuidador debe proporcionar apoyo parcial en lugar de realizar toda la tarea.

3. **Refuerzo positivo:** reconocer los logros del usuario, por pequeños que sean, contribuye a fortalecer su autoestima y motivación. Este aspecto es especialmente importante en usuarios que están recuperando habilidades perdidas o aprendiendo nuevas.

4. **Comunicación clara y empática:** durante el acompañamiento, es fundamental explicar las acciones que se van a realizar y escuchar las preferencias del usuario. ¿El usuario prefiere bañarse en un momento específico del día? Respetar estas preferencias mejora su bienestar y percepción de control.

Estrategias para el acompañamiento efectivo:

▼ **Promover la independencia:** el cuidador debe evitar realizar tareas que el usuario pueda hacer por sí mismo. Por ejemplo, en lugar de alimentar al usuario directamente, puede animarle a usar utensilios adaptados.

▼ **Crear un entorno seguro:** es responsabilidad del cuidador garantizar que el entorno sea accesible y seguro para el usuario. Esto incluye la instalación de barras de apoyo, el uso de camas ajustables y la eliminación de obstáculos.

- **Fomentar la participación:** en actividades como la preparación de alimentos, el usuario puede colaborar en tareas sencillas, como lavar frutas o colocar ingredientes, siempre bajo supervisión.
- **Atención a las instrucciones médicas o terapéuticas:** el profesional responsable puede indicar ejercicios específicos o adaptaciones que deben implementarse durante el acompañamiento. Por ejemplo, en usuarios con movilidad reducida, pueden recomendarse movimientos específicos para evitar lesiones o rigidez.

El acompañamiento bien realizado tiene un impacto directo en la calidad de vida del usuario ya que mejora su estado emocional al sentirse valorado y respetado. Además, fomenta una relación de confianza entre el cuidador y el usuario, algo esencial para el bienestar en contextos institucionales.

Artículo

El artículo **"Del bot social al hogar inteligente: la tecnología que cuida y acompaña a las personas mayores"** aborda el impacto de las tecnologías en la mejora de la calidad de vida de las personas mayores, destacando las innovaciones en el ámbito de la gerontotecnología. Este término engloba herramientas tecnológicas diseñadas específicamente para promover la independencia, combatir la soledad y facilitar los cuidados domiciliarios. A continuación, se explican las ideas principales desarrolladas en el texto.

El papel de la tecnología en el cuidado de mayores

El artículo subraya que envejecer en casa es la opción preferida por la mayoría de las personas mayores en España. Sin embargo, este modelo plantea desafíos logísticos y emocionales para las familias. La tecnología, especialmente los **asistentes virtuales y los sistemas de inteligencia artificial (IA)**, se presenta como una solución innovadora para permitir que los mayores permanezcan en su entorno habitual de forma segura y autónoma.

Estudios como los realizados por la Universitat Oberta de Catalunya (UOC) evidencian el impacto positivo de los asistentes de voz en la vida diaria de los mayores. Según los participantes, estas tecnologías ofrecen compañía, siendo percibidas como "amigas virtuales". No obstante, el artículo advierte que la tecnología no puede reemplazar las relaciones humanas y enfatiza la importancia de un uso equilibrado y supervisado para evitar el aislamiento social.

Asistentes virtuales como compañía y monitorización

Ejemplos concretos, como **Celia**, un asistente virtual desarrollado por la Universidad de Vigo, muestran cómo estas tecnologías pueden adaptarse a las necesidades de los usuarios mayores. Celia combina funciones de conversación, juegos cognitivos y monitorización de la salud emocional. Su capacidad para identificar patrones de comportamiento anómalos y enviar alertas a familiares o cuidadores la convierte en una herramienta valiosa en la prevención de problemas de salud.

El artículo resalta que Celia, disponible incluso a través de WhatsApp, busca eliminar barreras tecnológicas para las personas mayores. La facilidad de uso y la personalización son aspectos clave que favorecen su adopción, ya que se integran en hábitos cotidianos como la mensajería.

Hogares inteligentes y robots sociales

Otro avance destacado es la implementación de **hogares inteligentes y robots sociales** que mejoran la seguridad y autonomía de los mayores. En la Universidad de Valladolid, el proyecto **EIAROB** desarrolla sensores no invasivos y robots como **Temi**, que combinan monitorización, estimulación cognitiva y alertas en tiempo real. Temi, por ejemplo, puede detectar caídas, activar videollamadas de emergencia o recordar la toma de medicamentos. Además, su integración con asistentes como Alexa facilita su manejo mediante comandos de voz.

Estos sistemas son especialmente relevantes en zonas rurales o con baja densidad de población, donde los cuidadores no siempre pueden estar presentes físicamente. El artículo menciona que los avances en robótica, como brazos robóticos controlados a distancia mediante realidad virtual, están transformando la atención domiciliaria, permitiendo que los cuidadores puedan asistir a varias personas simultáneamente desde lugares remotos.

Gerontotecnología: un campo en crecimiento

El texto también introduce el concepto de **gerontotecnología**, un campo dedicado a desarrollar soluciones tecnológicas para mejorar el envejecimiento activo. Estas innovaciones incluyen desde dispositivos que previenen caídas hasta sistemas que monitorizan la salud y detectan problemas antes de que se produzcan. El objetivo es anticiparse a situaciones de riesgo mediante algoritmos que evalúan la fragilidad física y cognitiva.

Sin embargo, se señala que la aceptación de estas tecnologías enfrenta desafíos. Aunque los desarrollos son prometedores, muchos no llegan al mercado debido a la falta de apoyo institucional y la inversión inicial requerida. Asimismo, se plantea la necesidad de un enfoque ético que equilibre la privacidad con la utilidad de estas herramientas.

El artículo concluye que, si bien las tecnologías no sustituyen las relaciones humanas, su correcta integración puede ser transformadora para las personas mayores. Al combatir la soledad, mejorar la seguridad y facilitar el cuidado domiciliario, estas herramientas ayudan a los mayores a mantener su independencia y calidad de vida. Aún queda camino por recorrer en términos de accesibilidad, financiación y adopción, pero la gerontotecnología representa un paso significativo hacia un envejecimiento más saludable y conectado.

Enlace al artículo: https://www.rtve.es/noticias/20250114/bot-social-hogar-inteligente-tecnologia-cuida-acompana-personas-mayores/16282330.shtml

2.1.5 Información a los usuarios para el desarrollo de las actividades

La información es un elemento clave para garantizar la participación efectiva de los usuarios en las actividades programadas dentro de una institución. Esto incluye tanto el conocimiento de las características individuales como la capacidad de gestionar incidencias que puedan surgir durante el desarrollo de estas actividades. ¿Cómo asegurarnos de que esta información se utiliza de manera efectiva? Para responder, es fundamental analizar los aspectos relacionados con los intereses y necesidades de los usuarios, así como la forma en la que se afrontan los imprevistos.

2.1.5.1 1.5.1 CARACTERÍSTICAS E INTERESES DE LOS USUARIOS

El conocimiento de las características y los intereses de cada usuario es esencial para diseñar actividades que promuevan su bienestar y participación. **Cada persona tiene necesidades y preferencias diferentes, determinadas por factores como su edad, grado de dependencia, capacidades físicas y cognitivas, antecedentes culturales y sociales, así como sus propias aficiones y objetivos personales**. Por ejemplo, un usuario que disfruta de actividades manuales puede beneficiarse más de talleres de artesanía que de actividades físicas intensas.

Para identificar estas características, los profesionales suelen utilizar herramientas como cuestionarios, entrevistas personalizadas y observación directa. Este proceso ayuda a planificar actividades adaptadas y fomenta un vínculo de confianza entre el usuario y el personal. Por ejemplo, ¿qué mejor manera de motivar a alguien que ofreciéndole una actividad que realmente le apasione?

Además, es importante **mantener actualizados los perfiles de los usuarios**. Con el tiempo, las preferencias y las capacidades de una persona pueden cambiar debido a factores como su estado de salud, experiencias vividas o el propio envejecimiento. Una revisión periódica asegura que las actividades propuestas sigan siendo significativas y adecuadas para ellos.

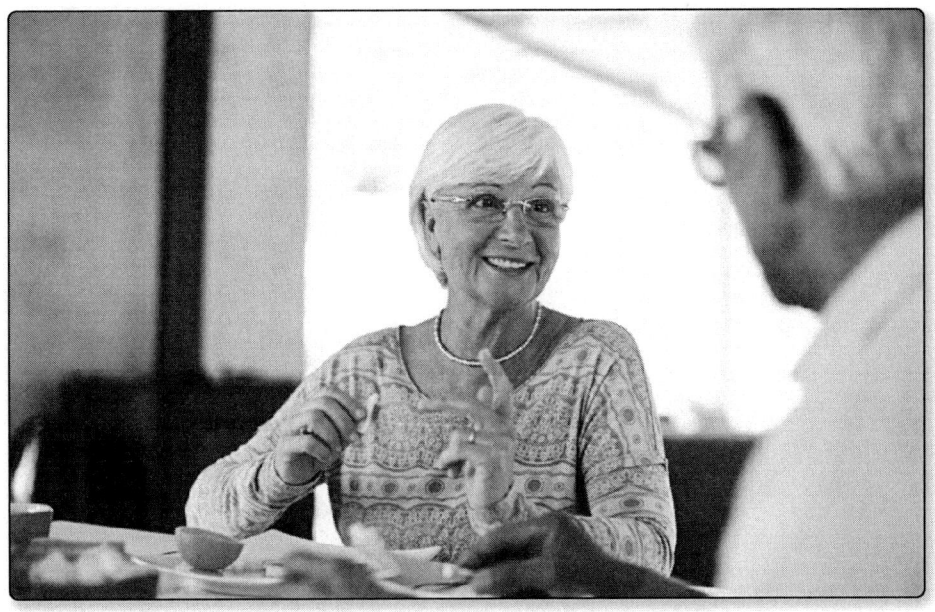

También es fundamental involucrar a los usuarios en la planificación, permitiéndoles expresar sus intereses y sugerencias. Por ejemplo, en una institución que atiende a personas mayores, organizar un cine fórum basado en películas elegidas por los usuarios puede aumentar significativamente su participación y satisfacción.

2.1.5.2 INCIDENCIAS Y RESPUESTA A LAS MISMAS

En cualquier actividad dirigida a personas dependientes, pueden surgir incidencias que requieran una respuesta inmediata y adecuada. Las incidencias pueden variar desde problemas físicos, como una caída, hasta cuestiones emocionales, como episodios de ansiedad o frustración.

Para gestionar estas situaciones, es imprescindible que el personal esté **formado en protocolos de actuación específicos**. Por ejemplo, ante una caída, los profesionales deben actuar con calma, evaluar el estado del usuario y, si es necesario, solicitar asistencia médica. En el caso de una incidencia emocional, como un ataque de ansiedad, ofrecer apoyo psicológico inmediato y un ambiente seguro puede marcar la diferencia.

Un elemento importante en la gestión de incidencias es la **comunicación con los usuarios**. Es esencial informarles sobre cómo se manejarán las situaciones imprevistas para que se sientan seguros y confiados. Además, **la documentación de las incidencias** es clave para realizar un seguimiento y prevenir que vuelvan a ocurrir. Esto incluye registrar los detalles del incidente, las acciones tomadas y cualquier recomendación para mejorar los procedimientos.

Por último, la capacidad de respuesta también incluye **adaptar las actividades ante cambios inesperados**. Por ejemplo, si un grupo de usuarios muestra fatiga durante una actividad física, el profesional puede optar por reducir la intensidad o cambiar a una actividad más relajada. La flexibilidad es una herramienta fundamental para garantizar que las actividades se mantengan seguras y agradables.

2.2 ORGANIZACIÓN DE ACTIVIDADES EN INSTITUCIONES SOCIALES

Para garantizar el éxito de las actividades, es necesario seguir protocolos específicos, transmitir información clara a los usuarios y manejar adecuadamente los recursos, como materiales fungibles o juegos de mesa. Además, la revisión de ayudas técnicas, la distribución del espacio y el registro de incidencias son aspectos clave para la correcta implementación y evaluación de las actividades.

2.2.1 Protocolos de actuación

Los protocolos de actuación son guías estructuradas que detallan los pasos a seguir para llevar a cabo una actividad de manera segura, eficiente y adaptada a las necesidades de los usuarios. Estos protocolos ayudan a estandarizar las prácticas, minimizando errores y asegurando que todas las personas implicadas, desde los profesionales hasta los usuarios, comprendan cómo participar y beneficiarse de las actividades:

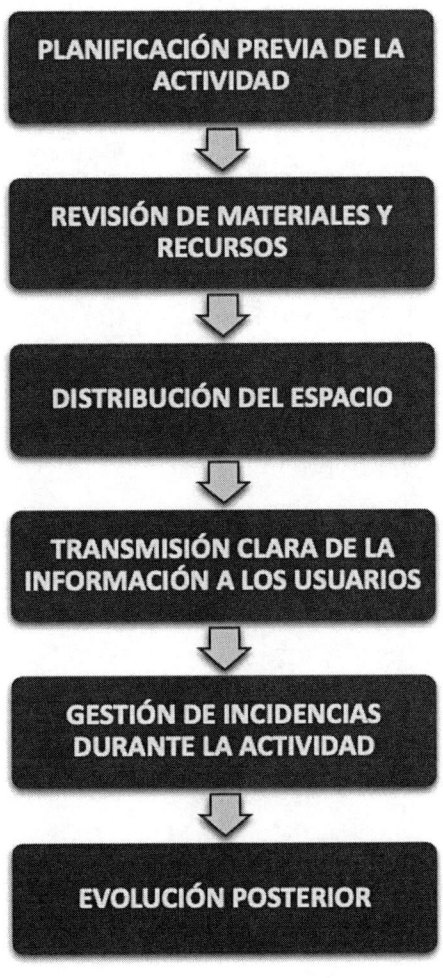

1. **Planificación previa de la actividad**

   Antes de realizar cualquier actividad, es necesario analizar las características de los usuarios, los objetivos que se persiguen y los recursos disponibles. Por ejemplo, si se planea una actividad física para un grupo de personas mayores con movilidad reducida, el protocolo debe incluir medidas específicas, como el uso de ayudas técnicas (andadores o sillas de ruedas) y la supervisión constante del personal. Además, se debe establecer un horario adecuado para evitar interferencias con otras actividades o rutinas.

2. **Revisión de materiales y recursos**

   Un protocolo bien diseñado incluye la revisión previa de los materiales necesarios para la actividad. Esto abarca desde juegos de mesa hasta materiales fungibles, como papel, lápices o productos de limpieza. También es importante verificar que las ayudas técnicas, como grúas o sillas ergonómicas, estén en buen estado y disponibles en cantidad suficiente. ¿Qué ocurriría si durante una actividad los materiales no son adecuados o faltan? Esto podría generar frustración en los usuarios y complicar el desarrollo de la actividad.

3. **Distribución del espacio**

   La organización del espacio es otro aspecto clave en los protocolos de actuación. Las áreas donde se desarrollarán las actividades deben estar limpias, ordenadas y adaptadas a las necesidades de los usuarios. Por ejemplo, en actividades grupales, como talleres de manualidades o juegos de mesa, es esencial disponer de mesas amplias, sillas cómodas y un entorno accesible para personas con movilidad reducida.

4. **Transmisión clara de la información a los usuarios**

Un protocolo eficaz incluye directrices sobre cómo comunicar la actividad a los usuarios. La información debe ser clara, accesible y adaptada a las capacidades de cada persona. Por ejemplo, para un usuario con dificultades cognitivas, se pueden usar imágenes o explicaciones sencillas que detallen los pasos a seguir. En cambio, para un grupo más autónomo, una explicación verbal general podría ser suficiente. Esta transmisión de información garantiza la participación y genera confianza y entusiasmo en los usuarios.

5. **Gestión de incidencias durante la actividad**

Aunque se planifique todo al detalle, siempre pueden surgir imprevistos. Los protocolos deben incluir cómo actuar ante situaciones como una caída, un usuario que muestra malestar o un problema técnico con el material utilizado. Por ejemplo, si durante una actividad física un usuario experimenta mareos, el protocolo podría indicar detener la actividad, ofrecer asistencia inmediata y notificar al personal médico. Documentar estas incidencias en un registro también es importante para prevenir su repetición y mejorar futuros protocolos.

6. **Evaluación posterior**

Al finalizar cada actividad, los protocolos deben contemplar una fase de evaluación. Esto implica recoger la opinión de los usuarios, revisar si se han alcanzado los objetivos y analizar posibles mejoras. Por ejemplo, si una actividad no ha tenido el nivel de participación esperado, es importante identificar las razones: ¿fue por falta de interés? ¿Por problemas de accesibilidad? Esta reflexión permite ajustar las próximas actividades y mejorar continuamente.

Ejemplo

Protocolo de actuación: Taller de manualidades para personas mayores con movilidad reducida

1. **Planificación previa de la actividad**

   - **Actividad:** Taller de creación de cuadros con elementos reciclados.

   - **Objetivo:** Fomentar la creatividad, mejorar la motricidad fina y promover la interacción social.

   - **Características de los usuarios:** Personas mayores con movilidad reducida y capacidades cognitivas diversas.

   - **Recursos disponibles:** Mesas amplias, sillas adaptadas, pegamento, tijeras de mango ergonómico, cartulinas, revistas viejas, y adornos reciclados como botones o telas.

   - **Horario:** Lunes a las 11:00 h, evitando coincidir con actividades físicas programadas para ese mismo grupo.

2. **Revisión de materiales y recursos**

   - **Materiales fungibles:** Pegamento, cartulinas, papel reciclado, y adornos.

   - **Materiales inventariables:** Tijeras adaptadas, mesas y sillas.

   - **Revisión:** Comprobar que las tijeras sean seguras, que las mesas estén a una altura adecuada para sillas de ruedas y que todos los usuarios tengan acceso a los materiales necesarios.

   - **Contingencias:** Tener materiales extra para cubrir imprevistos.

3. **Distribución del espacio**

▸ Organizar las mesas en forma de U para facilitar la interacción y permitir el acceso de sillas de ruedas.

▸ Colocar los materiales en el centro de la mesa, accesibles para todos.

▸ Garantizar pasillos amplios y despejados para el desplazamiento de los usuarios y del personal de apoyo.

4. **Transmisión clara de la información a los usuarios**

  • **Usuarios con buena capacidad cognitiva:** Explicación verbal del objetivo y pasos a seguir.

  • **Usuarios con dificultades cognitivas:** Uso de ejemplos visuales mostrando un cuadro terminado, con una demostración práctica.

  • Repetir las instrucciones al inicio de la actividad y durante su desarrollo para reforzar la comprensión.

5. **Gestión de incidencias durante la actividad**

  • **Caídas:** Detener la actividad, asistir al usuario, evaluar su estado y contactar con personal médico si es necesario. Documentar la incidencia en el registro.

  • **Frustración o fatiga:** Ofrecer apoyo emocional, redirigir la atención a una tarea más sencilla y permitir pausas si es necesario.

  • **Problemas técnicos con los materiales:** Sustituir herramientas defectuosas y garantizar que no representen riesgos.

6. **Evaluación posterior**

  • **Reunión con el equipo:** Analizar el nivel de participación, incidencias y resultados obtenidos.

- **Encuestas rápidas a los usuarios:** Preguntarles si disfrutaron la actividad y si les gustaría repetirla.

- **Revisión del protocolo:** Si se detectan problemas, como falta de interés o dificultades para manipular ciertos materiales, ajustar los recursos y el enfoque para próximas sesiones.

2.2.2 Transmisión al usuario de información sobre las actividades

Transmitir información clara y accesible sobre las actividades planificadas fomenta la participación y refuerza la confianza y el compromiso de los usuarios. En este contexto, es esencial distinguir entre las actividades opcionales, voluntarias y obligatorias, adaptando la forma de comunicación a las capacidades y necesidades de cada persona. ¿Cómo lograr que la información sea clara y motivadora al mismo tiempo? La respuesta está en personalizar los mensajes y proporcionar ejemplos concretos que faciliten la comprensión.

2.2.2.1 ACTIVIDADES OPCIONALES, VOLUNTARIAS Y OBLIGATORIAS

En las instituciones sociales, las actividades pueden clasificarse en tres categorías principales según su carácter: opcionales, voluntarias y obligatorias. Cada una de ellas cumple un propósito específico dentro del bienestar y desarrollo de los usuarios, y la forma de comunicar su importancia y participación debe ser adecuada y respetuosa.

Actividades opcionales

Las actividades opcionales son aquellas que están diseñadas para ofrecer un valor añadido al usuario, pero cuya participación no es imprescindible ni obligatoria. Suelen incluir talleres de manualidades, juegos recreativos, proyecciones de películas o charlas culturales. Aunque no son esenciales, estas actividades fomentan el desarrollo personal y el disfrute, ofreciendo a los usuarios una oportunidad para explorar nuevos intereses. La información sobre estas actividades debe ser atractiva y detallada. Por ejemplo, si se organiza un taller de pintura, se pueden utilizar carteles con imágenes llamativas o realizar una breve explicación grupal sobre los beneficios de la actividad. Es importante destacar los posibles beneficios: "¿Te animarías a probar algo nuevo? Este taller puede ser una forma relajante de expresar tu creatividad."

Actividades voluntarias

Las actividades voluntarias tienen un objetivo más definido en el desarrollo o rehabilitación de los usuarios, pero su participación sigue siendo decisión personal. Estas actividades pueden incluir gimnasia suave, terapias grupales o clases de habilidades prácticas, como cocina o jardinería.

A la hora de comunicar estas actividades, es fundamental enfatizar cómo pueden contribuir al bienestar del usuario sin ejercer presión. Por ejemplo, "Esta clase de gimnasia está diseñada para ayudarte a mejorar tu movilidad y sentirte más fuerte. ¿Te gustaría probarla? Siempre puedes ir a tu ritmo." Es útil utilizar ejemplos de otros usuarios que hayan participado y hayan tenido resultados positivos, fomentando una actitud abierta hacia la participación.

Actividades obligatorias

Las actividades obligatorias son aquellas consideradas esenciales para garantizar la salud, el bienestar o la seguridad del usuario. Incluyen aspectos como la higiene personal, la administración de medicamentos o sesiones de rehabilitación prescritas por el equipo médico. Estas actividades no son negociables, ya que son necesarias para mantener la calidad de vida de los usuarios.

Para transmitir esta información, es importante ser claros y respetuosos, explicando por qué la actividad es indispensable. Por ejemplo, "Este ejercicio es parte de tu rehabilitación y ayudará a fortalecer tus articulaciones. Es importante que lo hagamos juntos para que te sientas mejor cada día." Además, siempre que sea posible, se debe buscar la colaboración del usuario en lugar de imponer la actividad, mostrando empatía y adaptando la intervención a sus capacidades.

Actividad

Elaborar un protocolo de actuación que contemple la planificación, ejecución y evaluación de actividades en diferentes contextos, clasificándolas como opcionales, voluntarias u obligatorias, y adaptando la transmisión de la información a las necesidades y capacidades de los usuarios, con el objetivo de fomentar su participación y garantizar su bienestar. Por ejemplo:

Contexto	Tipo de actividad	Ejemplo de actividad	Forma de transmisión
Residencia de mayores con enfoque recreativo	Opcional	Taller de pintura, proyección de películas, charlas culturales	Utilizar carteles llamativos, explicaciones grupales atractivas y destacar beneficios como la creatividad o el disfrute: "¿Te animas a probar algo nuevo?"

Contexto	Tipo de actividad	Ejemplo de actividad	Forma de transmisión
Centro de día para personas con movilidad reducida	Voluntaria	Clase de gimnasia suave, taller de jardinería, terapia grupal	Explicar cómo la actividad puede beneficiar al usuario, usar ejemplos positivos: "Esta clase mejorará tu movilidad. ¿Te gustaría intentarlo? Siempre puedes ir a tu ritmo."
Centro de rehabilitación física	Obligatoria	Sesión de fisioterapia, administración de medicamentos, ejercicios prescritos	Explicar de forma clara y respetuosa la importancia: "Este ejercicio ayudará a fortalecer tus músculos. Es importante que lo hagamos para tu recuperación. ¿Lo hacemos juntos?"
Programa comunitario de integración	Opcional	Actividades culturales, como visitas guiadas, talleres de cocina	Informar con folletos o charlas explicativas, destacando oportunidades de socialización: "Esta actividad te permitirá conocer más personas y aprender algo nuevo. ¿Te animas?"
Institución terapéutica	Voluntaria	Terapia ocupacional, clases de habilidades prácticas, como costura o cocina	Resaltar beneficios específicos para el bienestar del usuario, promoviendo una actitud abierta: "Esta clase puede ayudarte a ser más independiente. ¿Qué te parece intentarlo?"

Contexto	Tipo de actividad	Ejemplo de actividad	Forma de transmisión
Unidad de cuidados intensivos o médicos	Obligatoria	Administración de medicamentos, cuidados de higiene personal, seguimiento de rehabilitación	Comunicación directa y empática, explicando la necesidad: "Este procedimiento es importante para tu salud. Te ayudará a sentirte mejor y mantenerte en forma. Estamos aquí para apoyarte."
Centro educativo con actividades extracurriculares	Opcional	Talleres de música, deporte recreativo, club de lectura	Crear anuncios atractivos y dar detalles durante reuniones informativas: "¿Te gustaría explorar tu creatividad en el taller de música? Es una gran forma de relajarte y aprender."
Clínica de rehabilitación cognitiva	Voluntaria	Ejercicios de memoria, juegos interactivos para estimulación cognitiva	Motivar destacando resultados positivos de otros participantes: "Estos juegos ayudan a mejorar la memoria. Otros usuarios han notado mejoras. ¿Te gustaría probar?"
Servicio de atención domiciliaria	Obligatoria	Cambios posturales, seguimiento de dieta personalizada, ejercicios de fisioterapia	Hablar con empatía y adaptar la comunicación: "Este ejercicio forma parte de tu recuperación y es importante para que te sientas más fuerte. ¿Quieres intentarlo conmigo?"

Las principales **estrategias para la transmisión de información** son las siguientes:

1. **Lenguaje claro y adaptado:**

   Utilizar un lenguaje sencillo y comprensible es esencial, especialmente para usuarios con dificultades cognitivas o auditivas. En algunos casos, puede ser útil recurrir a materiales visuales, como pictogramas o vídeos explicativos.

2. **Motivación y empatía:**

   Mostrar interés por las opiniones y emociones del usuario refuerza su confianza y disposición para participar. Preguntarles cómo se sienten respecto a las actividades propuestas puede ser una buena forma de iniciar el diálogo.

3. **Repetición y recordatorios:**

   Muchas personas necesitan escuchar la información varias veces para recordarla. Es útil incluir recordatorios regulares, como agendas visuales en espacios comunes o recordatorios verbales antes de la actividad.

4. **Adaptación a capacidades individuales:**

   Algunos usuarios pueden requerir explicaciones más pausadas o adaptadas. Por ejemplo, un usuario con dificultades de memoria puede beneficiarse de una agenda personalizada con descripciones breves y pictogramas.

5. **Involucrar a familiares o cuidadores:**

   En algunos casos, la colaboración con familiares o cuidadores puede facilitar la comprensión y motivación del usuario.

2.2.3 Manejo de los materiales más comunes para la realización de actividades en instituciones sociales

Un manejo eficaz garantiza que las actividades se desarrollen sin contratiempos, optimiza los recursos disponibles y asegura la satisfacción de los usuarios. En este contexto, es fundamental comprender las características y la gestión de los diferentes tipos de materiales, desde los fungibles e inventariables hasta herramientas lúdicas como los juegos de mesa, además de llevar un control exhaustivo mediante inventarios y listados.

2.2.3.1 MATERIALES FUNGIBLES E INVENTARIABLES

Los materiales utilizados en instituciones sociales se clasifican, en términos generales, en **fungibles e inventariables**, cada uno con características específicas.

Materiales fungibles

Son aquellos que se consumen durante su uso y necesitan reponerse con regularidad. Ejemplos comunes incluyen papel, lápices, pinturas, productos de limpieza, pañuelos o cualquier material que tenga una vida útil limitada. Estos materiales son esenciales para actividades como talleres de manualidades, dinámicas grupales o actividades de higiene. El manejo de materiales fungibles implica prever su consumo y garantizar que siempre estén disponibles en cantidad suficiente. Esto requiere una planificación anticipada: ¿cuántos lápices o cuánta pintura se necesitarán para un taller de dibujo? Llevar un registro regular de su uso y reposición ayuda a evitar imprevistos, como la falta de materiales en mitad de una actividad.

Materiales inventariables

A diferencia de los fungibles, estos materiales son duraderos y pueden reutilizarse en múltiples actividades. Entre ellos se incluyen mesas, sillas, tableros, dispositivos electrónicos, ayudas técnicas (como grúas o andadores) y otros equipos. Su manejo implica asegurar que estén en buen estado, realizando inspecciones periódicas y reparaciones cuando sea necesario. Por ejemplo, en una actividad de estimulación cognitiva, el uso de dispositivos electrónicos como tabletas requiere comprobar que las baterías estén cargadas y que las aplicaciones funcionen correctamente. Además, se debe garantizar que estos materiales sean accesibles para todos los usuarios, adaptándolos a sus capacidades.

2.2.3.2 JUEGOS DE MESA

Los juegos de mesa son herramientas fundamentales en las actividades lúdicas y educativas de las instituciones sociales. **Estos juegos no solo entretienen, sino que también promueven habilidades cognitivas, sociales y motoras**.

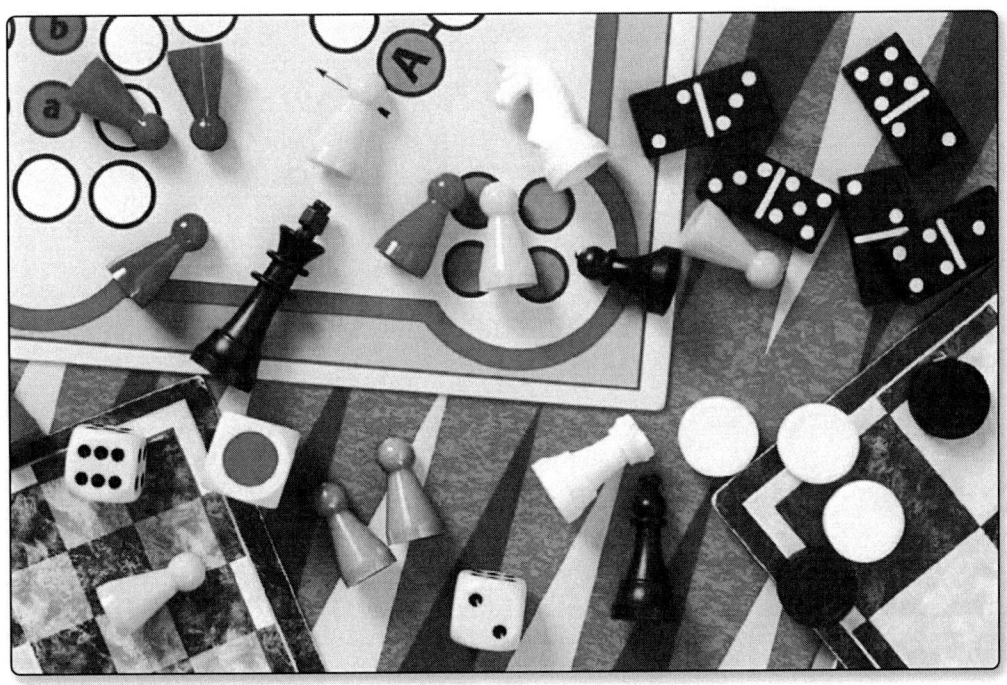

Existen diferentes tipos de juegos de mesa adaptados a las necesidades de las personas dependientes:

▼ **Juegos de memoria:** como dominós o cartas con imágenes, que fomentan la estimulación cognitiva.

▼ **Juegos de estrategia:** como el parchís o el ajedrez, que desarrollan habilidades de planificación y resolución de problemas.

▼ **Juegos cooperativos:** diseñados para promover el trabajo en equipo y la interacción social.

El manejo de los juegos de mesa incluye varios aspectos:

1. **Selección adecuada:** es importante elegir juegos que se adapten a las capacidades físicas y cognitivas de los usuarios. Por ejemplo, para personas con dificultades motoras, se pueden utilizar juegos con piezas grandes y fáciles de manipular.

2. **Explicación de reglas:** las instrucciones deben ser claras y, si es necesario, simplificadas o adaptadas. Por ejemplo, ¿cómo se puede adaptar el parchís para que sea más accesible? Quizás permitiendo tiradas automáticas o reduciendo el número de casillas.

3. **Supervisión y apoyo:** los profesionales deben estar presentes durante la actividad para resolver dudas y garantizar que todos los usuarios puedan participar de manera inclusiva.

Ejemplo

"Construyamos la Ciudad"

Actividad grupal en un centro de día para personas mayores con dependencia moderada, diseñada para estimular la interacción social, la comunicación y la colaboración entre los participantes.

Objetivo del juego:

Los participantes deben trabajar juntos para construir una ciudad en un tablero, completando diferentes áreas (residencial, comercial, parques, etc.) antes de que termine el tiempo asignado.

Materiales necesarios:

1. **Tablero:** Representa un terreno dividido en cuadrículas para construir las diferentes áreas de la ciudad.

2. **Fichas de construcción:** Pequeñas piezas que representan casas, tiendas, árboles, etc.

3. **Cartas de evento:** Tarjetas con desafíos o tareas grupales, como "Diseña un parque en 3 turnos" o "Coloca tres tiendas juntas".

4. **Reloj de arena:** Para marcar el tiempo límite de cada turno.

5. **Ficha de puntos:** Un marcador que avanza cuando completan áreas colaborativamente.

Reglas del juego:

1. **Preparación:**

   - Se divide a los participantes en grupos pequeños (3-5 personas).

   - Cada grupo recibe un área del tablero para construir.

   - Se eligen roles rotativos, como "planificador", "constructor" o "supervisor".

2. **Turnos:**

   - En cada turno, un jugador toma una carta de evento.

   - El grupo colabora para cumplir el desafío de la carta (por ejemplo, colocar fichas siguiendo un patrón determinado).

   - Cada desafío completado otorga puntos y desbloquea nuevas áreas para construir.

3. **Colaboración:**

   - Algunos desafíos requieren interacción entre grupos, como conectar caminos entre dos áreas del tablero.

   - Si un grupo no puede cumplir una tarea, puede pedir ayuda a otro equipo, fomentando la comunicación.

4. **Finalización del juego:**

   - El juego termina cuando toda la ciudad está construida o cuando se agota el tiempo límite general.

   - Se realiza una pequeña reflexión grupal sobre cómo trabajaron juntos y qué disfrutaron más.

2.2.3.3 REALIZACIÓN DE INVENTARIOS Y LISTADOS

El inventario es una herramienta imprescindible para la correcta gestión de los materiales en las instituciones sociales. **Llevar un registro actualizado permite identificar qué materiales están disponibles, cuáles necesitan reposición y cuáles deben repararse o reemplazados**.

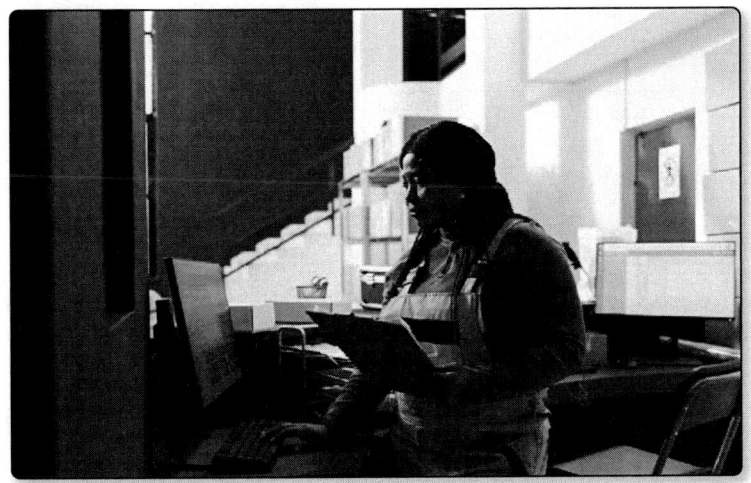

La elaboración de inventarios debe incluir:

1. **Categorización de materiales:** separar entre fungibles e inventariables, así como clasificar según el tipo de actividad para la que se utilizan. Por ejemplo, incluir secciones para "talleres artísticos", "juegos de mesa" o "material de movilidad".

2. **Registro de entradas y salidas:** anotar cuándo se reciben nuevos materiales y cuándo se consumen o utilizan. Esto es especialmente útil para los materiales fungibles, como papel o pinturas.

3. **Estado de los materiales:** verificar si están en buen estado o necesitan mantenimiento. Por ejemplo, registrar si un tablero de ajedrez ha perdido piezas o si un proyector no funciona correctamente.

4. **Revisión periódica:** establecer un calendario para realizar inventarios de manera regular, evitando el desabastecimiento de materiales o el uso de herramientas en mal estado.

Además del inventario, es útil realizar **listados específicos para cada actividad**. Estos listados detallan los materiales necesarios para una sesión concreta y aseguran que todo esté listo antes de comenzar. Por ejemplo, para un taller de manualidades, el listado podría incluir papel de colores, tijeras, pegamento y marcadores.

2.2.4 Revisión del estado de las ayudas técnicas

La revisión periódica de las ayudas técnicas es un aspecto fundamental en el cuidado y apoyo a las personas dependientes en instituciones. Estas herramientas, diseñadas para facilitar la autonomía y la seguridad de los usuarios, deben estar siempre en óptimas condiciones para garantizar su eficacia y prevenir riesgos tanto para las personas que las utilizan como para el personal encargado de su manejo. ¿Qué ocurre si una grúa o una silla de ruedas presenta un fallo en pleno uso? Las consecuencias podrían ser graves, lo que resalta la importancia de mantener un control riguroso sobre el estado de estas ayudas.

¿Qué son las ayudas técnicas?

Las ayudas técnicas abarcan una amplia gama de dispositivos diseñados para compensar las limitaciones físicas, sensoriales o cognitivas de las personas dependientes. Entre las más comunes se encuentran:

- **Grúas** para movilizar a personas con movilidad reducida.

- **Sillas de ruedas**, manuales o eléctricas, para facilitar el desplazamiento.

- **Andadores y bastones**, que ayudan a mantener el equilibrio.

▶ **Camas articuladas**, que favorecen la comodidad y la seguridad.

▶ **Dispositivos de baño**, como sillas de ducha o elevadores para el inodoro.

▶ **Utensilios adaptados**, como cubiertos con mangos ergonómicos o sistemas de alimentación.

Estas herramientas mejoran la calidad de vida de los usuarios y reducen el esfuerzo físico del personal, minimizando el riesgo de lesiones.

El proceso de revisión de las ayudas técnicas es el siguiente:

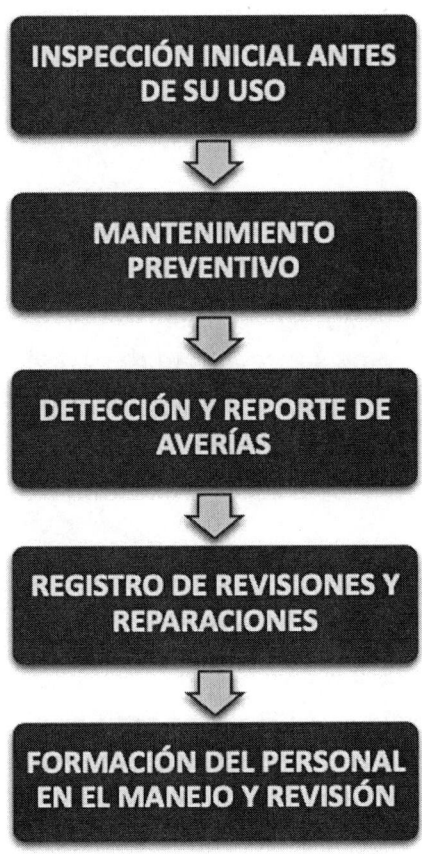

1. **Inspección inicial antes de su uso**

   Antes de utilizar cualquier ayuda técnica, es esencial realizar una revisión rápida para asegurarse de que está en buen estado. Por ejemplo, al utilizar una grúa, se debe verificar que las ruedas estén bloqueadas, que el arnés no presente desgastes y que el motor funcione correctamente. Este paso puede parecer simple, pero previene accidentes y garantiza la seguridad del usuario.

2. **Mantenimiento preventivo**

   Las ayudas técnicas requieren un mantenimiento periódico para evitar averías o fallos. Esto incluye:

   - Limpiar regularmente las superficies para evitar la acumulación de suciedad, especialmente en dispositivos como sillas de ruedas o camas articuladas.

   - Engrasar las partes móviles de las grúas o andadores para asegurar su correcto funcionamiento.

   - Comprobar las baterías en dispositivos eléctricos, como sillas de ruedas motorizadas.

   - Revisar el estado de las ruedas, frenos y arneses, sustituyéndolos si presentan desgaste.

   - Un mantenimiento preventivo reduce la necesidad de reparaciones costosas y prolonga la vida útil de los dispositivos.

3. **Detección y reporte de averías**

   Si durante el uso se detecta algún fallo, como un freno que no funciona o una batería que no carga, es importante reportarlo de inmediato al responsable de mantenimiento de la institución. El uso de un dispositivo defectuoso puede poner en peligro al usuario y al personal. Por ejemplo, una grúa con un arnés dañado podría provocar una caída durante una transferencia.

4. **Registro de revisiones y reparaciones**

Llevar un registro detallado de las inspecciones, el mantenimiento y las reparaciones es una práctica esencial en cualquier institución. Este registro permite identificar patrones de uso, prever necesidades de reemplazo y demostrar que las ayudas técnicas están siendo gestionadas de manera responsable. Por ejemplo, anotar la fecha en la que se sustituyó un arnés ayuda a garantizar su durabilidad y evitar sorpresas desagradables.

5. **Formación del personal en el manejo y revisión**

No basta con disponer de ayudas técnicas; el personal debe estar formado para utilizarlas correctamente y para identificar posibles problemas. Esto incluye saber cómo ajustar una silla de ruedas al usuario, cómo colocar un arnés de grúa de manera segura o cómo realizar pequeñas reparaciones, como cambiar una rueda.

La revisión regular de las ayudas técnicas aporta múltiples beneficios, tanto para los usuarios como para el personal:

▸ **Mayor seguridad:** Un dispositivo en buen estado reduce el riesgo de accidentes, como caídas o lesiones.

▸ **Mayor eficiencia:** Las ayudas técnicas que funcionan correctamente permiten realizar las actividades diarias de manera más rápida y con menos esfuerzo.

▸ **Ahorro de costes:** Detectar problemas a tiempo evita reparaciones más costosas o la necesidad de reemplazar dispositivos antes de lo necesario.

▸ **Bienestar del usuario:** Un usuario que siente que sus dispositivos son seguros y adecuados se siente más cómodo y confiado al utilizarlos.

Los productos de apoyo son herramientas diseñadas para mejorar la autonomía y calidad de vida de las personas dependientes. En España, cada Comunidad Autónoma publica un catálogo anual con productos adaptados a las necesidades específicas de su población, los cuales pueden variar entre regiones. Estos productos abarcan diversas áreas funcionales, desde la movilidad hasta el ocio, facilitando tareas cotidianas, garantizando mayor seguridad y promoviendo el bienestar de los usuarios.

Apoyo a la movilidad personal

La movilidad es esencial para que las personas dependientes puedan realizar actividades diarias con mayor independencia. Entre los productos más comunes encontramos:

- **Apoyos para manejar con un brazo:**
  - Bastones anatómicos ajustables y plegables.
  - Muletas con apoyos acolchados y materiales antideslizantes.

- **Apoyos para manejar con dos brazos:**
  - Andadores regulables en altura, con o sin ruedas, diseñados para diferentes niveles de estabilidad y apoyo.

- **Sillas de ruedas:**
  - Desde manuales hasta eléctricas con mandos específicos para personas con movilidad limitada. Algunas incluso cuentan con funciones de bipedestación eléctrica para facilitar actividades en posición vertical.

- **Dispositivos para cambios posturales o transferencias:**
  - Tablas rígidas para facilitar el deslizamiento entre superficies.
  - Grúas portátiles que permiten trasladar al usuario entre la cama y otros espacios.

⚑ **Vehículos adaptados:**

- Desde pomos giratorios en el volante hasta vehículos eléctricos diseñados para usuarios con movilidad reducida.

Apoyo para las necesidades domésticas

El entorno doméstico es clave para la calidad de vida de las personas dependientes. Por ello, los productos de apoyo en esta categoría buscan facilitar las tareas del hogar:

⚑ **Cocina:**

- Utensilios como tablas con clavos para fijar alimentos o peladores de doble filo para facilitar la manipulación.

- Cuchillos con mangos adaptados para personas con poca fuerza o movilidad en las manos.

⚑ **Actividades domésticas:**

- Escobas y recogedores con mangos largos para evitar esfuerzos innecesarios.

- Tablas de planchar plegables que se fijan a la pared, optimizando el espacio.

⚑ **Comer y beber:**

- Cubiertos con mangos gruesos y ergonómicos.

- Tazas con asas dobles y tapas especiales que facilitan su manejo.

Apoyo para el mobiliario y adaptaciones de vivienda

La adecuación del mobiliario y las adaptaciones arquitectónicas son esenciales para garantizar la seguridad y comodidad dentro del hogar:

▼ **Mobiliario ajustable:**

- Mesas de cama regulables en altura y con inclinación variable.

- Cojines diseñados para prevenir úlceras por presión.

▼ **Apoyos arquitectónicos:**

- Barras de seguridad recubiertas de materiales antideslizantes.

- Placas de suelo y zócalos de goma para evitar caídas.

Apoyo para la comunicación y la información

La comunicación es fundamental para que las personas dependientes puedan mantenerse conectadas con sus seres queridos y participar en la sociedad. Entre los productos disponibles están:

▼ **Discapacidad visual:**

- Lupas electrónicas y telescopios manuales para mejorar la visión de cerca y de lejos.

▼ **Discapacidad auditiva:**

- Audífonos y dispositivos vibradores que alertan sobre llamadas telefónicas o timbres.

▼ **Teléfonos y dispositivos tecnológicos:**

- Teléfonos con teclas grandes y sonido amplificado.

- Ratones adaptados a joysticks para personas con dificultades motoras.

Apoyo al esparcimiento

El ocio y el tiempo libre son vitales para el bienestar emocional y físico de las personas dependientes. Algunos productos de apoyo incluyen:

▼ **Juegos de mesa adaptados:**

- Dominós con texturas perceptibles al tacto.

- Sujetacartas semicirculares para facilitar la manipulación de cartas.

▼ **Ocio en casa:**

- Mandos de televisión con botones grandes para facilitar su uso.

- Gafas con prismas que permiten leer tumbado.

▼ **Ocio al aire libre:**

- Sillas de ruedas para la playa que flotan en el agua.

- Bicicletas plegables con ruedas estabilizadoras.

ⓘ REFLEXIÓN

Los avances tecnológicos, combinados con el compromiso institucional, representan una oportunidad única para transformar la vida de las personas dependientes, permitiéndoles alcanzar mayores niveles de autonomía y bienestar. Sin embargo, garantizar el acceso equitativo a estas herramientas plantea un desafío que requiere un enfoque integral: desde políticas públicas inclusivas que prioricen la financiación y distribución de productos de apoyo, hasta el diseño de soluciones adaptadas a diversas necesidades y entornos. Es fundamental que la innovación tecnológica se desarrolle en diálogo constante con los usuarios, cuidadores y profesionales, para que las herramientas creadas sean no solo funcionales, sino también accesibles y relevantes en su contexto. La verdadera innovación no radica únicamente en avanzar técnicamente, sino en hacerlo de manera ética, asegurando que nadie quede atrás en el acceso a recursos que pueden mejorar profundamente su calidad de vida. ¿Cómo logramos esto? Fomentando una colaboración estrecha entre tecnología, humanidad y políticas públicas que prioricen a quienes más lo necesitan.

2.2.5 Distribución y adecuación de espacios y mobiliario

El entorno físico debe estar diseñado y organizado de manera que facilite la movilidad, fomente la interacción social y proporcione un ambiente acogedor y funcional. Pero, ¿cómo se consigue un espacio adaptado y seguro para todos los usuarios? La respuesta radica en combinar planificación, accesibilidad y adaptabilidad a las necesidades individuales.

La accesibilidad es una prioridad en cualquier institución que atienda a personas dependientes. **Los espacios deben estar libres de barreras arquitectónicas**, como escalones o pasillos estrechos, que dificulten el movimiento de los usuarios, especialmente aquellos con movilidad reducida. La instalación de rampas, elevadores y pasamanos garantiza que todas las áreas sean accesibles para personas que utilicen sillas de ruedas, andadores o bastones.

Además, es importante organizar los espacios de forma que se facilite la orientación de los usuarios. Por ejemplo, utilizar señalizaciones claras y visibles, tanto con texto como con símbolos, ayuda a las personas con discapacidades cognitivas o visuales a identificar las diferentes áreas, como baños, salas de actividades o comedores. Un entorno ordenado y bien señalizado proporciona una mayor sensación de seguridad y confianza a los usuarios.

El mobiliario de las instituciones debe adaptarse a las características de las personas dependientes, considerando su edad, capacidades físicas y necesidades específicas:

Tipo de mobiliario	Adaptación según la característica del usuario	Ejemplo
Sillas y mesas	Sillas con apoyabrazos para facilitar el levantarse, ajustables en altura y estables. Mesas regulables en altura y con espacio suficiente para sillas de ruedas.	Mesas para actividades grupales o para alimentación en comedores. Sillas ergonómicas en zonas comunes.
Camas	Camas articuladas con controles eléctricos, barandillas ajustables y colchones antiescaras.	Camas para usuarios encamados o con riesgo de úlceras por presión.
Sofás y sillones	Sofás con altura adecuada para evitar esfuerzo al levantarse, asientos reclinables y reposapiés integrados.	Sillones en áreas de descanso o en habitaciones privadas.
Andadores y ayudas técnicas	Andadores con ruedas y frenos, bastones ajustables y muletas con mangos anatómicos.	Ayudas para usuarios con problemas de equilibrio o movilidad reducida.
Armarios y estanterías	Armarios con puertas correderas para facilitar el acceso, estanterías con altura accesible y cajones de fácil apertura.	Armarios en habitaciones o espacios comunes para guardar pertenencias personales.
Mesas auxiliares	Mesas con ruedas y tableros inclinables para leer, escribir o comer en la cama.	Mesas utilizadas por usuarios encamados o en sesiones terapéuticas individuales.
Barras de apoyo y pasamanos	Instaladas en baños, pasillos y zonas comunes para garantizar seguridad al caminar o levantarse.	Barras en los laterales de pasillos o junto a inodoros y duchas.

Tipo de mobiliario	Adaptación según la característica del usuario	Ejemplo
Sillas de ruedas	Modelos manuales y eléctricas con funciones específicas como bipedestación o reclinación.	Sillas utilizadas para el traslado dentro de las instalaciones o para actividades al aire libre.
Escritorios adaptados	Superficies amplias con espacio para piernas y altura regulable para usuarios en silla de ruedas.	Escritorios en salas de terapia ocupacional o áreas de estudio.
Mesas de comedor	Superficies amplias y resistentes, con suficiente espacio para acomodar sillas de ruedas o ayudas técnicas.	Mesas en comedores adaptados para usuarios con diferentes niveles de movilidad.
Taburetes y bancos	Con patas antideslizantes, reposapiés ajustables y respaldo ergonómico.	Taburetes en zonas de descanso o bancos en áreas al aire libre.
Mobiliario de almacenamiento	Cajoneras y módulos apilables con asas amplias y acceso frontal para facilitar el uso.	Almacenamiento de materiales de actividades o pertenencias personales en zonas comunes.
Camas infantiles adaptadas	Con bordes acolchados, alturas ajustables y sistemas de seguridad como barandillas abatibles.	Camas para niños en instituciones pediátricas o en áreas especializadas.
Butacas de relax	Con sistema de reclinación automática, soporte lumbar y reposacabezas ajustable.	Utilizadas en áreas de descanso o para sesiones de relajación terapéutica.

Tipo de mobiliario	Adaptación según la característica del usuario	Ejemplo
Mesas de terapia grupal	Mesas modulares para adaptarse al número de participantes y con superficies lisas y fáciles de limpiar.	Espacios de talleres grupales de manualidades, dinámicas o juegos.
Equipos de almacenamiento móvil	Carros con ruedas para transportar materiales de actividades, medicación o equipos médicos.	Transporte de útiles entre diferentes áreas de la institución.
Mobiliario de baño	Sillas de ducha con respaldo y altura regulable, taburetes impermeables y ayudas para transferencias.	Uso en baños para usuarios con movilidad reducida o necesidades especiales.
Sillas elevadoras	Dispositivos que ayudan a los usuarios a incorporarse o sentarse con mayor facilidad.	Instaladas en zonas de descanso o en áreas terapéuticas.
Paneles de almacenamiento visual	Tableros para organizar materiales, con etiquetas visuales para facilitar la identificación de objetos.	Uso en talleres o salas de manualidades para mantener el orden.
Carros de comida	Con bandejas y ruedas para servir alimentos de manera segura y eficiente.	Uso en comedores para transporte de alimentos hacia las mesas.

La correcta disposición del mobiliario también es clave para evitar accidentes. Por ejemplo, las mesas y sillas no deben obstaculizar los pasillos, y las zonas de paso deben tener suficiente espacio para el movimiento de sillas de ruedas o grúas.

Un ambiente equilibrado incluye tanto zonas para actividades grupales como áreas de descanso. **Las salas comunes deben ser amplias y flexibles**, permitiendo organizar talleres, reuniones o actividades recreativas sin que el mobiliario sea un obstáculo. Por otro lado, es fundamental disponer de espacios tranquilos donde los usuarios puedan descansar o relajarse, especialmente después de actividades físicas o emocionales intensas.

El diseño de estos espacios debe fomentar la interacción social. Por ejemplo, distribuir las sillas en círculos o semicírculos facilita la comunicación durante las actividades grupales. A su vez, ofrecer rincones individuales con butacas cómodas y buena iluminación permite a los usuarios disfrutar de momentos de tranquilidad, como leer o escuchar música.

La seguridad es un aspecto esencial en la distribución de los espacios y mobiliario. **Todas las áreas deben estar libres de elementos que puedan representar un peligro**, como cables sueltos, alfombras resbaladizas o muebles con esquinas afiladas. Los pasillos deben tener suficiente iluminación y contar con luces de emergencia para garantizar la visibilidad en todo momento.

En las zonas húmedas, como baños y duchas, se deben instalar suelos antideslizantes y barras de apoyo para prevenir caídas. Además, el mobiliario en estas áreas debe estar diseñado para resistir condiciones de humedad y facilitar la limpieza.

La distribución y adecuación de espacios no es un proceso estático. Es importante realizar evaluaciones periódicas para identificar posibles mejoras y adaptaciones necesarias. Por ejemplo, si un usuario presenta nuevas necesidades, como la incorporación de una silla de ruedas, el entorno debe ajustarse para garantizar su comodidad y autonomía.

ⓘ IMPORTANTE

Cada detalle cuenta: desde la altura de una silla hasta la disposición de una sala de actividades, todo contribuye a crear un espacio donde los usuarios se sientan valorados y cómodos. ¿No es el entorno físico uno de los mayores aliados en el cuidado de las personas? Diseñar espacios pensados para ellos es una muestra de respeto y compromiso con su dignidad.

2.2.6 Comprobación de las condiciones de seguridad y accesibilidad

En el contexto de las instituciones sociales, garantizar la seguridad y la accesibilidad de los espacios es una tarea imprescindible para el bienestar y la autonomía de las personas dependientes. Estos aspectos facilitan la movilidad, el uso de los espacios, reducen riesgos y aseguran que todos los usuarios puedan participar plenamente en las actividades programadas. Pero, ¿cómo se puede verificar que un entorno cumple con los requisitos necesarios? La respuesta está en aplicar protocolos de revisión y adaptarlos continuamente a las necesidades cambiantes de los usuarios.

La seguridad en una institución social abarca desde la prevención de accidentes hasta la correcta utilización de los materiales y espacios. **Para garantizar la seguridad, es fundamental realizar inspecciones regulares** que permitan identificar posibles riesgos y actuar de manera inmediata. Algunos puntos clave a considerar incluyen:

- **Suelos y superficies:** deben ser antideslizantes, estar libres de obstáculos y mantenerse en buen estado para prevenir caídas. Por ejemplo, retirar alfombras sueltas o reparar baldosas rotas es una medida sencilla que reduce accidentes.

- **Iluminación:** es importante que todas las áreas estén bien iluminadas, especialmente los pasillos, escaleras y baños. Además, contar con luces de emergencia asegura visibilidad en caso de cortes eléctricos.

- **Señalización:** los espacios deben estar señalizados de forma clara, utilizando carteles con texto y símbolos que sean fácilmente comprensibles. Las rutas de evacuación y las salidas de emergencia deben estar claramente identificadas.

- **Equipos de seguridad:** como extintores, alarmas contra incendios y detectores de humo, deben estar en funcionamiento y revisarse periódicamente. Su ubicación debe ser accesible y conocida por todo el personal.

La accesibilidad permite a las personas dependientes desenvolverse con autonomía y confianza dentro de la institución. **Esto implica eliminar barreras arquitectónicas y garantizar que los espacios y servicios sean utilizables por todos los usuarios, independientemente de sus capacidades físicas o cognitivas.**

- ▸ **Rutas adaptadas:** los pasillos deben ser amplios para permitir el paso de sillas de ruedas o andadores. Las rampas, con una inclinación adecuada y barandillas de apoyo, son indispensables en lugar de escaleras.

- ▸ **Baños accesibles:** los aseos deben contar con barras de apoyo, espacio suficiente para maniobrar con ayudas técnicas y sistemas de alarma en caso de emergencia.

- ▸ **Puertas y accesos:** las puertas deben ser lo suficientemente anchas y, en caso necesario, automáticas o con mecanismos que faciliten su apertura.

- ▸ **Mobiliario adaptado:** las mesas, sillas y camas deben estar a una altura que permita su uso sin esfuerzo. Por ejemplo, las camas articuladas ayudan a usuarios con movilidad reducida a moverse con mayor facilidad.

Realizar comprobaciones regulares de las condiciones de seguridad y accesibilidad requiere un enfoque sistemático y organizado. Algunas medidas incluyen:

1. **Inspecciones periódicas:** establecer un calendario para revisar los espacios e identificar posibles problemas. Por ejemplo, inspeccionar semanalmente los baños para asegurarse de que las barras de apoyo estén firmes o los suelos estén secos.

2. **Mantenimiento preventivo:** reparar cualquier desperfecto antes de que se convierta en un riesgo. Esto incluye desde ajustar una puerta que no cierra bien hasta sustituir una bombilla fundida.

3. **Participación del personal:** formar al equipo en la detección de riesgos y en la implementación de medidas de accesibilidad. Por ejemplo, un cuidador puede reportar si un usuario tiene dificultades para acceder a una zona específica.

4. **Consulta a los usuarios:** escuchar a las personas dependientes sobre sus necesidades y experiencias permite identificar barreras que pueden pasar desapercibidas. ¿Qué mejor manera de mejorar la accesibilidad que adaptándose a quienes más la necesitan?

Ejemplo

Calendario mensual para la revisión de espacios en una institución social:

Día	Revisar	Elementos	Responsable	Observación
1	Entrada principal	Rampa, puertas automáticas, iluminación, señalización, suelo antideslizante.	Equipo de mantenimiento	
3	Pasillos y zonas comunes	Iluminación, señalización de salidas de emergencia, obstáculos en el suelo, pasamanos y barandillas.	Personal de limpieza	
5	Comedor	Mesas y sillas (estabilidad y altura), iluminación, accesibilidad para sillas de ruedas, ventilación.	Coordinador del comedor	

Día	Revisar	Elementos	Responsable	Observación
7	Habitaciones de los usuarios	Camas articuladas, armarios (accesibilidad), interruptores eléctricos, timbres de llamada, ventanas.	Supervisor de cuidados	
10	Baños	Barras de apoyo, altura del inodoro, duchas accesibles, suelo antideslizante, sistema de alarma.	Encargado de mantenimiento	
12	Sala de actividades	Espacio para maniobrar con ayudas técnicas, mesas y sillas, almacenamiento de materiales, enchufes seguros.	Personal de actividades	
15	Zonas exteriores (jardines y patios)	Pavimento, iluminación exterior, accesos con rampas, mobiliario de exterior (bancos y mesas).	Equipo de jardinería y limpieza	
17	Escaleras y salidas de emergencia	Iluminación, barandillas, estado del suelo, accesibilidad de puertas de emergencia.	Responsable de seguridad	

Día	Revisar	Elementos	Responsable	Observación
20	Cocina	Organización del espacio, accesibilidad, suelos limpios y antideslizantes, estado de utensilios y electrodomésticos.	Coordinador del comedor	
22	Almacén de materiales	Organización, acceso seguro a los estantes, etiquetado de materiales, ausencia de obstáculos.	Encargado de inventarios	
25	Pasillos secundarios	Obstáculos, iluminación, señalización, accesibilidad de puertas y ventanas.	Personal de limpieza	
27	Equipos técnicos (grúas, sillas de ruedas, etc.)	Estado de funcionamiento, ruedas y frenos, arneses y accesorios de seguridad.	Responsable técnico	
30	Revisión general de incidencias del mes	Identificar áreas críticas o recurrentes, planificar reparaciones y ajustes necesarios.	Equipo de gestión	Revisión final del calendario mensual y preparación del plan para el mes siguiente.

Crear un entorno donde puedan moverse con libertad, interactuar sin barreras y sentirse protegidos es más que una obligación: es una forma de garantizar su dignidad y bienestar. ¿Qué pequeñas mejoras pueden marcar una gran diferencia en la vida de estos usuarios? La respuesta está en cada detalle del espacio que compartimos con ellos.

La siguiente tabla ilustra situaciones concretas que pueden surgir en instituciones sociales, junto con las soluciones más adecuadas para garantizar la seguridad y accesibilidad de las personas dependientes:

Situación	Problema identificado	Medida más adecuada
Usuario en silla de ruedas encuentra un escalón en la entrada	Barrera arquitectónica que impide el acceso	Instalar una rampa con inclinación adecuada y barandillas de apoyo
Pasillo mal iluminado en horario nocturno	Baja visibilidad que aumenta el riesgo de caídas	Colocar iluminación LED con sensores de movimiento
Usuario con movilidad reducida no puede acceder a la ducha	Ducha sin adaptaciones y riesgo de caídas	Instalar silla de ducha antideslizante y barras de apoyo en las paredes
Alfombra suelta en zona común	Riesgo de tropiezos y caídas	Retirar la alfombra o fijarla con material antideslizante
Usuario con dificultades visuales no identifica las salas	Señalización insuficiente	Añadir carteles en alto contraste con texto grande y pictogramas claros
Puerta de acceso pesada y difícil de abrir	Falta de mecanismos que faciliten la entrada	Instalar puertas automáticas o colocar tiradores ergonómicos
Usuario con andador encuentra un pasillo estrecho	Espacio insuficiente para maniobrar con ayudas técnicas	Ensanchar el pasillo o redistribuir el mobiliario para permitir el paso

Situación	Problema identificado	Medida más adecuada
Usuario tropieza con un cable expuesto en la sala de actividades	Riesgo de accidentes por falta de orden	Usar canaletas para cubrir cables y garantizar que estén fuera de las zonas de paso
Usuario con discapacidad auditiva no escucha alarmas de emergencia	Falta de sistemas alternativos para alertas	Incorporar alarmas visuales, como luces intermitentes
Usuario encamado no puede llamar al personal	Ausencia de un sistema de aviso accesible	Instalar un timbre o pulsador al alcance del usuario
Usuario no puede alcanzar su armario	Armarios colocados a una altura excesiva	Instalar armarios con baldas regulables y puertas correderas
Usuario utiliza grúa para transferencias, pero el suelo es resbaladizo	Riesgo de caídas durante el uso de ayudas técnicas	Colocar suelos antideslizantes y revisar el estado de las ruedas de la grúa
Usuario tiene dificultades para usar el baño por falta de espacio	Baños no adaptados a usuarios con movilidad reducida	Ampliar el espacio del baño e instalar sanitarios accesibles
Usuario mayor no identifica los límites de una rampa	Rampa sin señalización visible	Pintar los bordes de la rampa con colores contrastantes para facilitar la orientación
Usuario con problemas cognitivos se desorienta en los pasillos	Falta de referencias visuales o indicaciones claras	Colocar colores o pictogramas diferentes para identificar cada área del edificio

2.2.7 Registro de incidencias

El registro de incidencias es una herramienta indispensable para garantizar la calidad y la seguridad en las instituciones que atienden a personas dependientes. Este proceso permite documentar cualquier situación que pueda afectar el desarrollo de las actividades, el bienestar de los usuarios o el funcionamiento de la institución.

¿Qué es una incidencia?

Una incidencia se define como cualquier hecho, situación o condición que interrumpa la normalidad en el entorno de la institución. Puede tratarse de un accidente, un fallo técnico, un comportamiento inusual de un usuario o una situación que ponga en riesgo la seguridad o el bienestar. Por ejemplo, una caída de un usuario en el baño o el mal funcionamiento de una grúa para transferencias son incidencias que deben registrarse de inmediato.

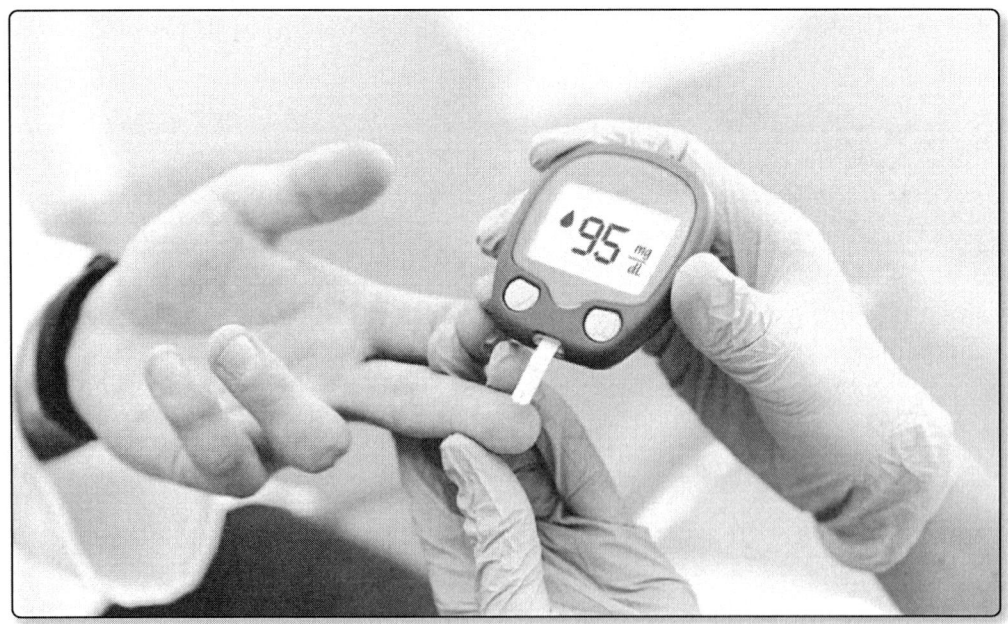

Un registro de incidencias debe ser claro, detallado y estructurado para facilitar el seguimiento y la resolución de los problemas identificados. **Los elementos esenciales que debe incluir son:**

- ▶ **Fecha y hora de la incidencia:** para situar temporalmente el hecho.

- ▶ **Lugar donde ocurrió:** especificar el área o sala donde tuvo lugar.

- ▶ **Descripción de la incidencia:** detallar lo sucedido de forma objetiva, incluyendo datos relevantes como quiénes estaban presentes o qué actividades se realizaban.

- ▶ **Personas implicadas:** incluir tanto al usuario afectado como al personal involucrado.

- ▶ **Medidas adoptadas:** indicar las acciones inmediatas que se tomaron para resolver o mitigar la situación.

- ▶ **Observaciones:** cualquier información adicional que pueda ser útil, como posibles causas o factores que contribuyeron a la incidencia.

- ▶ **Firma del responsable:** garantizar la autenticidad del informe.

El registro de incidencias es una herramienta de gestión que ayuda a mejorar el funcionamiento de la institución. Entre sus beneficios destacan:

1. **Prevención:** Al analizar los registros, es posible identificar patrones recurrentes y establecer medidas preventivas. Por ejemplo, si varias incidencias ocurren en una misma zona, puede ser necesario realizar ajustes en el espacio o en los protocolos de trabajo.

2. **Seguimiento:** Un registro bien llevado permite realizar un seguimiento de las acciones tomadas para resolver la incidencia y evaluar su efectividad.

3. **Cumplimiento legal:** En caso de inspecciones o auditorías, los registros de incidencias pueden requerirse como evidencia de que la institución gestiona adecuadamente los riesgos.

4. **Mejora:** Los registros proporcionan información valiosa para revisar y actualizar los protocolos, asegurando que las prácticas estén alineadas con las necesidades de los usuarios y el personal.

Ejemplo

Imaginemos que un usuario resbala en el baño debido a un suelo húmedo.

El registro de la incidencia podría incluir:

- **Fecha y hora:** 15 de enero de 2025, 10:30 a.m.

- **Lugar:** Baño 3, planta baja.

- **Descripción:** El usuario se resbaló al entrar al baño y cayó al suelo. No hubo lesiones graves, pero se detectó que el suelo estaba húmedo.

- **Personas implicadas:** Usuario Elsa Rubio, auxiliar Jaime Irati.

- **Medidas adoptadas:** Se asistió al usuario, se revisó su estado de salud y se colocaron carteles de advertencia en el área. Se llamó al personal de limpieza para secar el suelo.

- **Observaciones:** El incidente pudo haberse evitado con una revisión previa del baño.

- **Firma del responsable:** Coordinador de turno, Beatriz Coronado.

En la actualidad, muchas instituciones optan por sistemas digitales para gestionar los registros de incidencias. Estos sistemas permiten acceder a los datos de manera rápida, compartir información entre equipos y generar informes automáticos para el análisis. Además, la digitalización minimiza errores, como la pérdida de información o la falta de detalles.

2.3 PARTICIPACIÓN EN LA ORGANIZACIÓN FUNCIONAL EN UNA INSTITUCIÓN SOCIOSANITARIA

La correcta distribución de tareas, turnos y grupos de trabajo asegura la eficiencia operativa. La transmisión de información de forma comprensible y el uso de indicadores de calidad permiten medir la efectividad de las intervenciones, ajustando las estrategias según las necesidades detectadas.

2.3.1 Distribución de tareas

La correcta planificación permite optimizar los recursos disponibles, reducir la carga laboral individual y ofrecer una atención personalizada y efectiva a las personas dependientes. Esto se logra a través de una asignación clara de horarios, turnos y grupos de trabajo que asegure la coordinación entre los profesionales implicados.

2.3.1.1 HORARIOS

Los horarios son el pilar básico de la organización en una institución sociosanitaria. Un horario bien planificado establece cuándo deben realizarse las actividades y qué recursos humanos estarán disponibles para cada momento del día. Esto incluye las tareas rutinarias, como la higiene personal de los usuarios, la alimentación, la realización de actividades recreativas o terapéuticas y las intervenciones sanitarias.

Un horario efectivo debe considerar:

▼ **Ritmos y necesidades de los usuarios:** Por ejemplo, programar las comidas en horarios regulares que respeten las condiciones de salud y las preferencias culturales de los residentes.

▼ **Turnos escalonados del personal:** Garantizando la cobertura continua en todas las áreas y evitando solapamientos o periodos sin supervisión.

▼ **Flexibilidad:** Es importante prever posibles eventualidades, como bajas laborales o emergencias, para evitar interrupciones en la atención.

Ejemplo

Un ejemplo práctico sería establecer un horario para las mañanas en el que se priorice la higiene y la medicación, seguido por el desayuno y una actividad grupal adaptada a las capacidades de los usuarios. A continuación, se detalla cómo podría organizarse una mañana típica en una institución, priorizando la higiene, la medicación, la alimentación y una actividad grupal adaptada:

7:00–8:00: Higiene personal y arreglo

Durante esta primera franja horaria, el personal auxiliar asiste a los usuarios en sus rutinas de higiene personal.

▼ **Actividades realizadas:** Aseo matutino, lavado de cara, cepillado de dientes, peinado, y, en caso necesario, cambio de ropa o pañales.

▸ **Adaptaciones necesarias:** Uso de ayudas técnicas como sillas de ducha, barras de apoyo o productos específicos para la higiene personal, según las necesidades de cada usuario.

▸ **Objetivo:** Garantizar que los usuarios empiecen el día en condiciones óptimas de comodidad y bienestar, respetando siempre su dignidad y preferencias.

8:00–8:30: Administración de medicación

En esta franja, el personal sanitario administra la medicación prescrita.

▸ **Tareas específicas:** Preparación y entrega de medicamentos, supervisión de su ingesta y registro en el sistema correspondiente.

▸ **Adaptaciones necesarias:** Uso de pastilleros semanales para organizar las dosis, y, en caso de usuarios con dificultades para tragar, suministro de medicación en formato líquido o triturado.

▸ **Objetivo:** Asegurar el cumplimiento del tratamiento médico y prevenir posibles complicaciones de salud.

8:30–9:30: Desayuno

El desayuno es una parte esencial del día, proporcionando energía y promoviendo la interacción social.

▸ **Actividades realizadas:** Los usuarios se dirigen al comedor, donde se les ofrece una dieta adaptada a sus necesidades (dietas blandas, bajas en sal, etc.).

▸ **Adaptaciones necesarias:** Mesas y sillas adaptadas, cubiertos con mangos ergonómicos y asistencia para quienes lo necesiten.

▸ **Objetivo:** Promover una alimentación adecuada y brindar un momento de convivencia que favorezca el bienestar emocional.

9:30–10:30: Actividad grupal adaptada

Tras el desayuno, se realiza una actividad grupal que estimule las capacidades cognitivas, físicas o sociales de los usuarios.

- ▶ **Ejemplo de actividad:** Taller de estimulación cognitiva, como juegos de memoria o ejercicios de orientación temporal (reconocer fechas y estaciones del año).

- ▶ **Adaptaciones necesarias:** Materiales grandes y visibles para usuarios con problemas de visión, actividades guiadas para personas con dificultades cognitivas.

- ▶ **Objetivo:** Favorecer la interacción social, mantener las habilidades cognitivas activas y ofrecer un momento de disfrute y entretenimiento.

2.3.1.2 TURNOS

En las instituciones sociosanitarias, el trabajo se organiza frecuentemente en **turnos** para garantizar atención continua las 24 horas. Esto es especialmente relevante en contextos donde los usuarios requieren supervisión constante o asistencia inmediata. Los turnos pueden dividirse en:

- ▶ **Turno de mañana:** Suele concentrar las actividades más intensivas, como la higiene matutina, la alimentación y las primeras actividades terapéuticas.

- ▶ **Turno de tarde:** Enfocado en actividades recreativas, sociales y de relajación, además de supervisar las rutinas vespertinas.

- ▶ **Turno de noche:** Aunque el volumen de actividades es menor, se centra en la vigilancia, el control nocturno de medicación y la respuesta a emergencias.

Aspectos importantes en la planificación de turnos:

▼ **Rotación del personal:** Evitar que los trabajadores siempre cubran el mismo turno para garantizar su bienestar y prevenir la fatiga laboral.

▼ **Proporción adecuada de personal:** Ajustar la cantidad de trabajadores a las necesidades específicas de cada momento del día. Por ejemplo, el turno de noche puede requerir menos personal, pero es imprescindible contar con suficiente personal capacitado para emergencias.

▼ **Cumplimiento de la normativa laboral:** Respetar los periodos de descanso y las horas máximas de trabajo estipuladas por la ley.

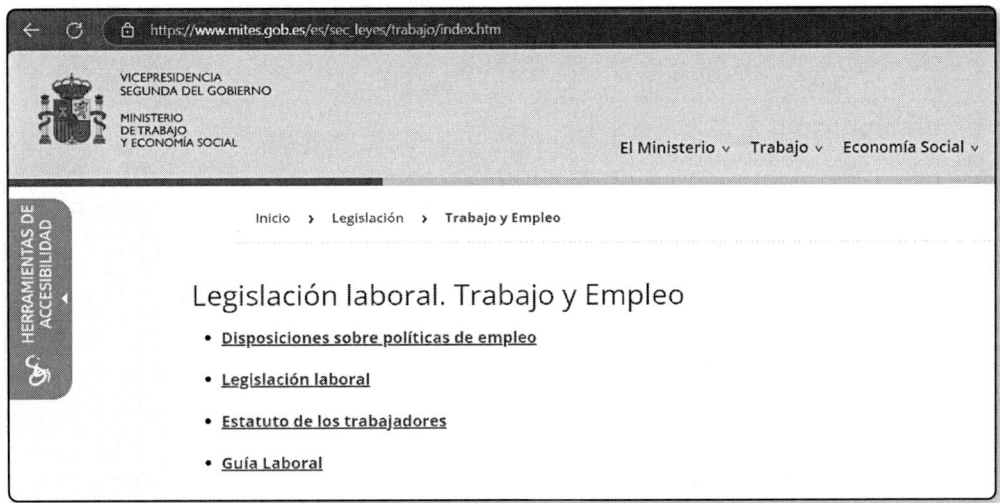

Figura 2.1. Sitio web de consulta de la normativa laboral en España:
https://www.mites.gob.es/es/sec_leyes/trabajo/index.htm

2.3.1.3 GRUPOS DE TRABAJO

Los grupos de trabajo son esenciales para la correcta ejecución de las tareas en las instituciones sociosanitarias. Están conformados por profesionales de diferentes áreas que colaboran para garantizar una atención integral a los usuarios. La organización de estos grupos debe basarse en:

- **Especialización:** Cada grupo debe incluir perfiles profesionales adecuados a las tareas asignadas, como auxiliares de enfermería, terapeutas ocupacionales, fisioterapeutas o trabajadores sociales.

- **Tamaño del grupo:** Ajustado al número de usuarios y a las necesidades específicas del servicio. Por ejemplo, un grupo más reducido puede ser suficiente para actividades individuales, mientras que las dinámicas grupales requieren un mayor número de profesionales.

- **Comunicación efectiva:** Establecer reuniones periódicas para compartir información sobre el estado de los usuarios y coordinar acciones conjuntas.

Ejemplo

En un taller de estimulación cognitiva, un terapeuta ocupacional puede liderar la actividad, mientras que un auxiliar de enfermería proporciona apoyo para garantizar que todos los participantes tengan acceso al material necesario y estén cómodos. Los talleres de estimulación cognitiva son una excelente herramienta para mantener y mejorar las capacidades mentales de las personas dependientes. En este tipo de actividad, la organización del grupo de trabajo y la asignación de roles entre los profesionales son fundamentales para garantizar el éxito y la participación de los usuarios. A continuación, se desarrolla el ejemplo:

Estructura del grupo de trabajo

- ▶ **Líder del taller:** El terapeuta ocupacional dirige la actividad, planificando los ejercicios según las capacidades y necesidades de los usuarios. Este profesional se encarga de explicar las instrucciones, supervisar el desarrollo del taller y realizar adaptaciones sobre la marcha si algún usuario necesita apoyo adicional.

- ▶ **Personal de apoyo:** Un auxiliar de enfermería proporciona soporte logístico y atención directa. Su función incluye distribuir el material necesario, ayudar a los usuarios con dificultades motoras o cognitivas y asegurarse de que todos estén cómodos durante la actividad.

- ▶ **Tamaño del grupo:** El grupo puede estar compuesto por un máximo de 8 a 10 usuarios, dependiendo del nivel de dependencia. Este número permite que la atención sea personalizada y que todos los participantes se sientan integrados.

Desarrollo del taller

1. **Preparación previa (10 minutos):**

   - El terapeuta ocupa la sala y organiza el espacio, asegurando que las mesas y sillas sean accesibles para todos.

   - El auxiliar de enfermería coloca el material en cada puesto, como fichas, lápices de colores o imágenes para trabajar la memoria.

2. **Inicio de la actividad (15 minutos):**

   - El terapeuta explica el propósito del taller, por ejemplo, trabajar la memoria mediante asociaciones de imágenes.

   - Se motiva a los usuarios a participar activamente, generando un ambiente relajado y respetuoso.

3. **Desarrollo de la actividad (30 minutos):**

   - Los usuarios realizan ejercicios adaptados, como relacionar imágenes con palabras o completar secuencias.

   - El auxiliar se asegura de que todos comprendan las instrucciones y ofrece ayuda a quienes lo necesiten, como sostener un lápiz o señalar las respuestas.

4. **Cierre y reflexión (10 minutos):**

   - El terapeuta comenta los logros alcanzados, reforzando la autoestima de los participantes.

   - Se recogen los materiales y el auxiliar verifica que todos los usuarios estén preparados para continuar con su rutina diaria.

Adaptaciones necesarias

- **Para usuarios con dificultades motoras:** Material más grande y fácil de manejar, como fichas imantadas o lápices gruesos.

- **Para usuarios con problemas de visión:** Tarjetas con letras grandes y colores contrastados.

- **Para usuarios con deterioro cognitivo severo:** Actividades más sencillas, como asociar colores o formas básicas.

2.3.2 Transmisión de la información

La transmisión de información en una institución sociosanitaria es debe garantizar que los usuarios dependientes comprendan las actividades, instrucciones y decisiones que afectan a su vida diaria. El lenguaje utilizado debe adaptarse a las capacidades, limitaciones y necesidades específicas de cada persona, permitiendo una comunicación efectiva y respetuosa. Para lograr esta conexión la clave está en combinar empatía, claridad y técnicas de comunicación adecuadas.

2.3.2.1 UTILIZACIÓN DE LENGUAJES ADECUADOS A LAS NECESIDADES DE LOS USUARIOS DEPENDIENTES

Los usuarios de una institución sociosanitaria pueden presentar diversas limitaciones, como problemas auditivos, visuales, cognitivos o del habla. Estas condiciones requieren que los profesionales adopten estrategias de comunicación personalizadas, asegurando que el mensaje sea comprendido correctamente. **La comunicación no es solo hablar, es también saber escuchar y adaptar el lenguaje para que sea accesible.**

Lenguaje verbal

El lenguaje verbal es una herramienta poderosa, pero debe ajustarse según las características de los usuarios:

- ▶ **Claridad y sencillez:** Utilizar frases cortas y vocabulario sencillo, evitando términos técnicos o ambiguos. Por ejemplo, en lugar de decir "vamos a realizar una actividad de estimulación cognitiva", se puede explicar como "haremos un juego para ejercitar la memoria".

- ▶ **Tono de voz adecuado:** Hablar con un tono pausado, claro y amable genera confianza y facilita la comprensión.

- ▶ **Repetición y refuerzo:** Repetir información importante o reforzarla con ejemplos prácticos puede ayudar a los usuarios con dificultades de memoria o atención.

Lenguaje no verbal

El lenguaje no verbal complementa y refuerza el mensaje transmitido verbalmente. Este es especialmente importante para usuarios con problemas auditivos o cognitivos:

- **Gestos y expresiones faciales:** Son fundamentales para transmitir emociones y captar la atención del usuario. Una sonrisa o un gesto afirmativo pueden facilitar la interacción.

- **Contacto visual:** Mantener contacto visual muestra interés y facilita que el usuario se sienta escuchado.

- **Uso del cuerpo:** Señalar objetos o realizar movimientos claros ayuda a usuarios con dificultades de comprensión verbal.

Lenguaje visual

Para usuarios con problemas auditivos o necesidades cognitivas especiales, el lenguaje visual puede ser un recurso clave:

- **Pictogramas y señales:** Utilizar imágenes, gráficos o símbolos fácilmente comprensibles para indicar acciones o ubicaciones, como la señal de baño o el horario de actividades.

- **Carteles con texto grande:** Escribir en letras claras y de gran tamaño beneficia a personas con dificultades visuales.

- **Colores contrastados:** Facilitan la identificación de información para usuarios con baja visión.

En algunos casos, es necesario utilizar herramientas específicas que faciliten la comunicación de las personas dependientes. Los sistemas alternativos y aumentativos de comunicación (SAAC), como tableros de comunicación, aplicaciones móviles o dispositivos electrónicos, son herramientas que permiten a los usuarios expresar sus necesidades de manera clara y accesible. Para personas con discapacidad auditiva, el lenguaje de signos es fundamental, y es importante que el personal esté capacitado para entender y utilizar este medio de comunicación. Además, la escritura simplificada, con información escrita en letras grandes y oraciones sencillas, resulta clave para garantizar la comprensión en usuarios con dificultades cognitivas o visuales.

Los **Sistemas Alternativos y Aumentativos de Comunicación (SAAC)** son conjuntos de estrategias, herramientas y recursos diseñados para facilitar la comunicación de personas que tienen dificultades para expresarse mediante el habla. Estos sistemas pueden utilizarse de forma temporal o permanente, dependiendo de las necesidades individuales de cada persona.

Características principales de los SAAC

1. **Alternativos:** Sustituyen el lenguaje oral cuando este no es posible.

   Ejemplo: Una persona que no puede hablar utiliza un tablero de comunicación para expresar sus necesidades.

2. **Aumentativos:** Complementan el habla cuando esta es limitada o poco comprensible.

   Ejemplo: Una persona con dificultades en la pronunciación utiliza gestos o dispositivos electrónicos para reforzar su mensaje.

3. **Personalizables:** Se adaptan a las capacidades físicas, cognitivas y sensoriales del usuario.

   Ejemplo: Un niño con parálisis cerebral puede usar un comunicador dinámico que responde a ligeros movimientos de cabeza.

4. **Incluyentes:** Pueden ser utilizados por personas de todas las edades y con diferentes tipos de discapacidades, como trastornos del espectro autista, afasia, parálisis cerebral o discapacidad intelectual.

Tipos de SAAC

1. **No tecnológicos:**

   - **Lengua de signos:** Sistema de comunicación basado en gestos, utilizado principalmente por personas con discapacidad auditiva.

   - **Pictogramas:** Imágenes simples y claras que representan objetos, acciones o conceptos.

   - **Tableros de comunicación:** Paneles con dibujos, palabras o fotos que permiten al usuario señalar para expresar sus ideas.

   - **Gestos y expresiones:** Movimientos corporales o faciales utilizados como medio de comunicación.

2. **Tecnológicos:**

   - **Comunicadores electrónicos simples:** Dispositivos que emiten mensajes grabados al presionar un botón.

   - **Comunicadores dinámicos:** Tablets o dispositivos avanzados que permiten la creación de mensajes mediante pictogramas o texto.

   - **Software de comunicación:** Programas que transforman texto escrito en voz o que organizan símbolos para crear mensajes.

   - **Apps específicas:** Aplicaciones móviles diseñadas para facilitar la comunicación, como "LetMeTalk" o "Proloquo2Go".

Imagina un usuario con deterioro cognitivo leve que necesita comprender el horario de actividades. El personal puede explicarlo verbalmente con frases sencillas, mientras señala un cartel con pictogramas que representen cada actividad. Por ejemplo, el dibujo de un plato para el desayuno o un libro para la hora de lectura. Este enfoque asegura que la información sea clara y accesible.

Ejemplo

A continuación, se presentan ejemplos concretos, tanto tecnológicos como no tecnológicos, que ilustran cómo los **SAAC** pueden facilitar la comunicación en diferentes contextos:

Sistemas no tecnológicos

1. **Lengua de signos española (LSE):** Utilizada principalmente por personas sordas o con discapacidad auditiva. Es un sistema visual-gestual con su propia gramática.

   - Un niño con sordera utiliza LSE para interactuar con sus compañeros en un aula inclusiva:

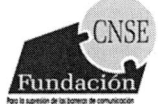

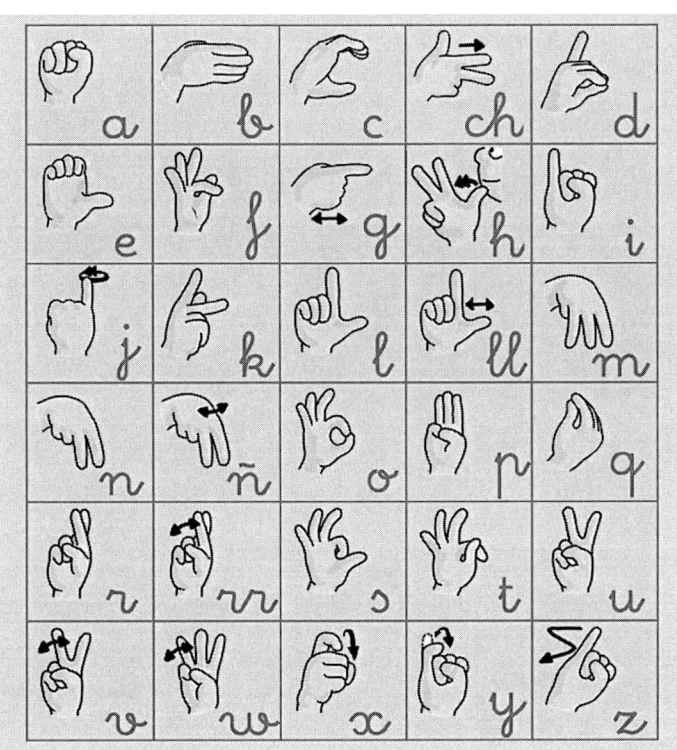

2. **Tableros de comunicación:** Paneles con imágenes, pictogramas o palabras que el usuario señala para expresar sus ideas.

- Un adulto con afasia señala imágenes en un tablero para pedir comida o comunicar que necesita ayuda:

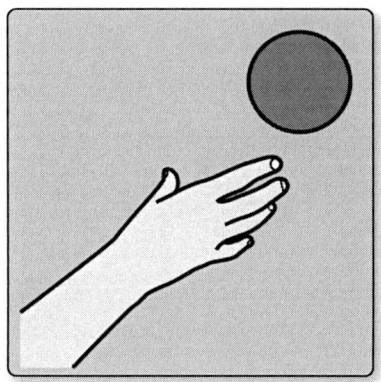

3. **Pictogramas ARASAAC:** Imágenes simples y accesibles diseñadas por el portal ARASAAC (Centro Aragonés de Recursos para la Educación Inclusiva).

- En una institución sociosanitaria, los pictogramas se colocan en el comedor para indicar "desayuno", "almuerzo" o "agua":

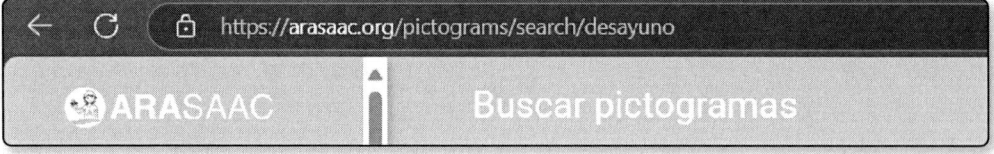

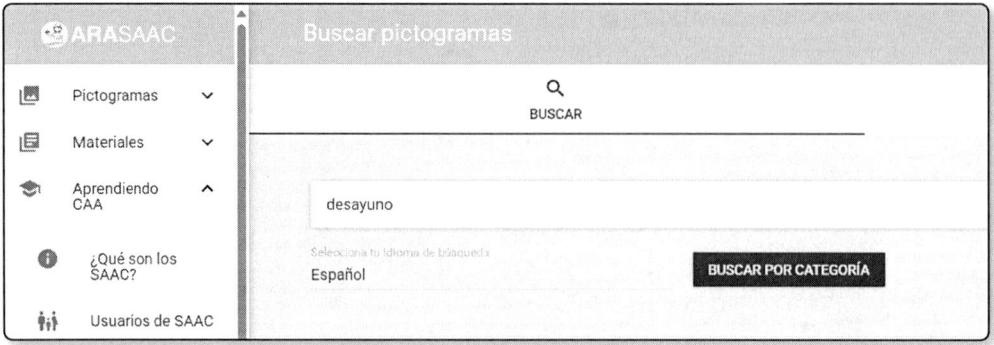

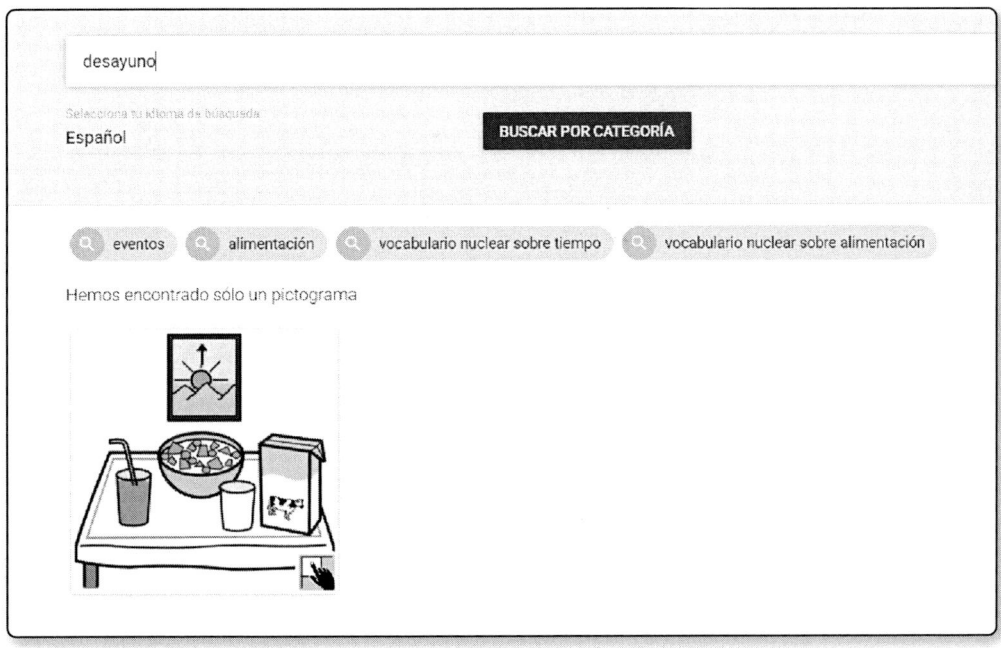

4. **Gestos naturales:** Movimientos de las manos o del cuerpo que se utilizan para comunicar ideas básicas, como "hola", "sí" o "no".

- Una persona con discapacidad motora levanta un pulgar para indicar aprobación:

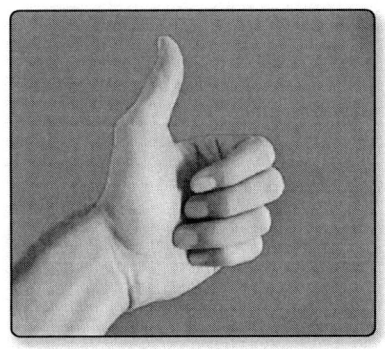

5. **Cuadernos de comunicación personalizados:** Libretas con imágenes y palabras relevantes para las necesidades diarias del usuario.

- Un adolescente con parálisis cerebral usa un cuaderno con imágenes de actividades escolares para interactuar con sus profesores.

Sistemas tecnológicos

1. **Comunicadores electrónicos simples:** Dispositivos con botones que emiten mensajes grabados.

- Un niño con trastorno del espectro autista (TEA) utiliza un comunicador con frases pregrabadas, como "quiero agua" o "necesito ayuda".

2. **Proloquo2Go:** Aplicación para iOS que utiliza pictogramas y texto para crear frases que se convierten en voz sintetizada.

- Una persona con parálisis cerebral usa la app en su tablet para conversar con su familia:

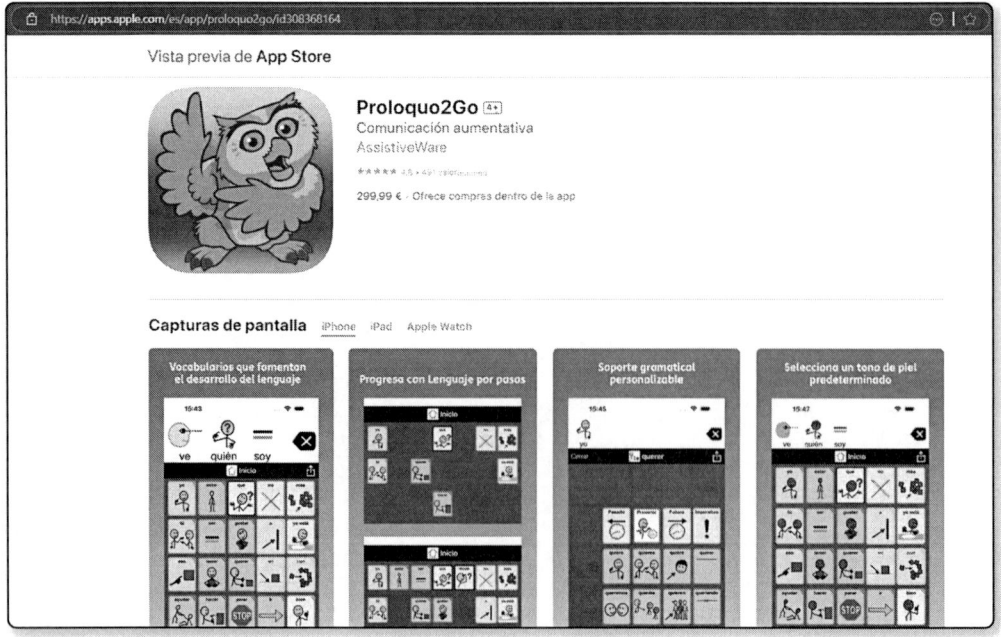

3. **LetMeTalk:** Aplicación gratuita basada en pictogramas, disponible para Android e iOS.

   - Un adulto con discapacidad intelectual utiliza la app para pedir su comida favorita en un restaurante:

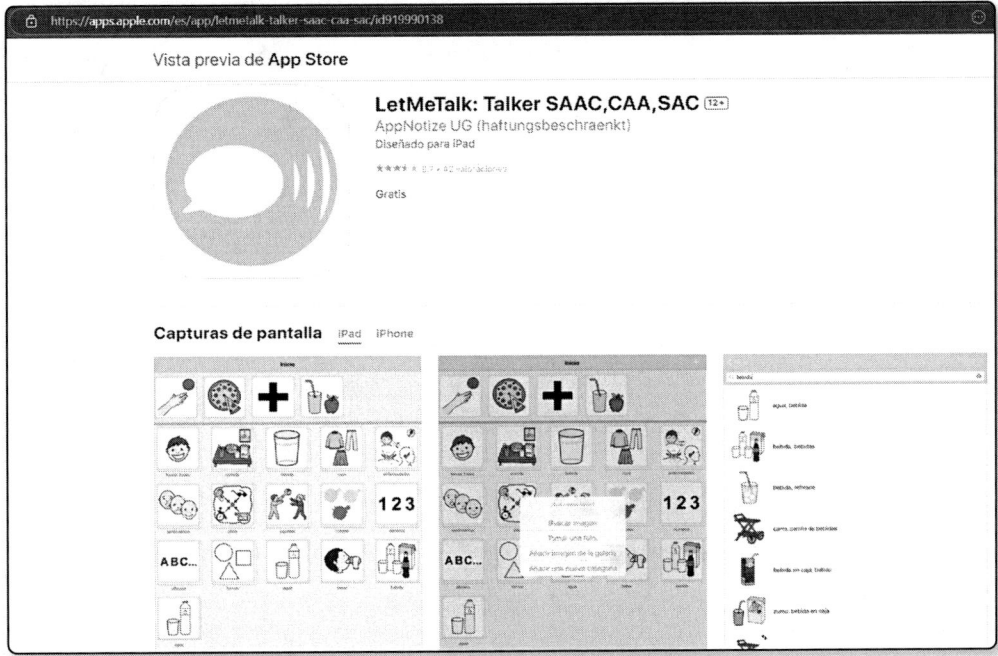

4. **Dynavox:** Dispositivo especializado con pantalla táctil que combina texto, pictogramas y voz sintetizada.

   - Un paciente en rehabilitación tras un accidente cerebrovascular usa Dynavox para comunicarse en sesiones de terapia:

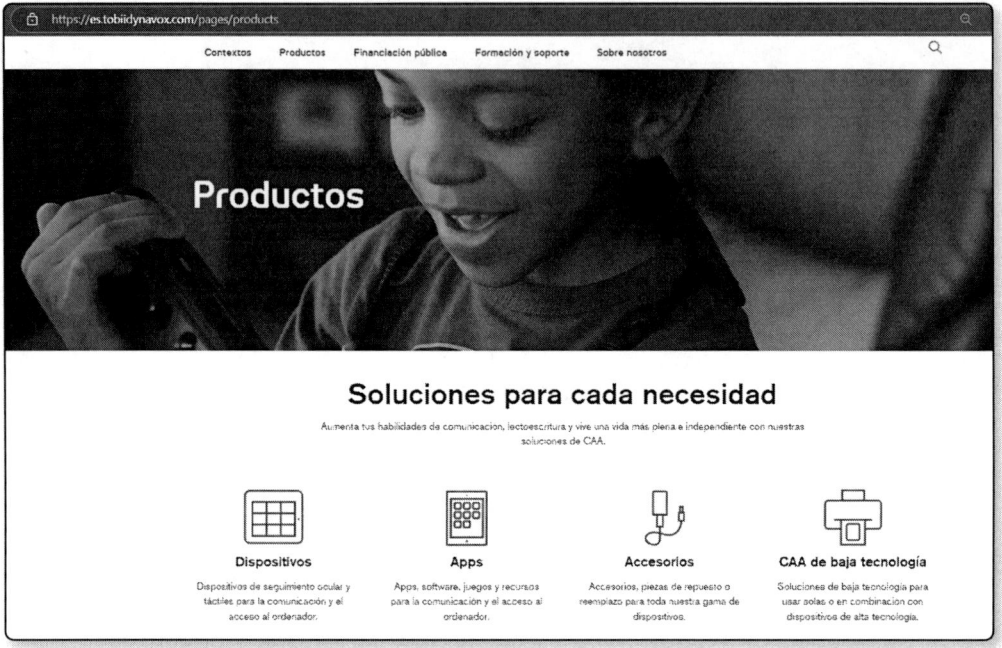

5. **Teclado virtual con predicción de palabras:** Programa que facilita la escritura para personas con movilidad reducida.

- Una persona con ELA utiliza un teclado virtual con predicción de texto para redactar correos electrónicos.

6. **Ratón adaptado a movimientos de cabeza (HeadMouse):** Permite controlar un ordenador o tablet mediante los movimientos de la cabeza.

- Un joven con tetraplejia utiliza HeadMouse para navegar por internet y participar en redes sociales.

7. **Eye-tracking (seguimiento ocular):** Tecnología que detecta el movimiento de los ojos para seleccionar opciones en una pantalla.

- Una persona con parálisis total usa un sistema de seguimiento ocular para comunicarse escribiendo mensajes en un ordenador.

8. **Comunicadores de voz con pictogramas dinámicos:** Pantallas que permiten al usuario elegir imágenes que forman frases completas.

- Un adulto con discapacidad cognitiva usa un comunicador de voz para expresar que quiere participar en una actividad grupal.

Utilizar un lenguaje adecuado mejora la comprensión y fortalece la relación entre el personal y los usuarios. Los usuarios se sienten valorados y comprendidos, lo que aumenta su participación en las actividades y refuerza su autoestima. Además, una comunicación efectiva previene malentendidos y fomenta un ambiente de confianza.

ⓘ NOTA

La comunicación adaptada es más que un método, es un acto de respeto hacia las personas dependientes. Al ajustar el lenguaje a las necesidades de los usuarios también se promueve su autonomía y dignidad.

2.3.3 Uso de los indicadores de calidad de las intervenciones

En una institución sociosanitaria, garantizar la calidad de las intervenciones no es solo un objetivo, sino una necesidad para ofrecer un servicio adecuado a las personas dependientes. Los **indicadores de calidad** son herramientas esenciales que permiten medir, evaluar y mejorar las acciones realizadas. Estos indicadores reflejan el nivel de eficacia de las intervenciones y contribuyen a identificar áreas de mejora y a establecer estándares que aseguren el bienestar de los usuarios.

¿Qué son los indicadores de calidad?

Los indicadores de calidad son métricas específicas que se utilizan para evaluar diferentes aspectos de las intervenciones sociosanitarias. Estas métricas permiten analizar tanto los resultados obtenidos como los procesos empleados, asegurando que se cumplen los objetivos establecidos. En el contexto sociosanitario, los indicadores pueden abarcar desde la satisfacción de los usuarios hasta la eficacia de los cuidados proporcionados.

Por ejemplo, un indicador podría ser el tiempo promedio que el personal tarda en responder a una llamada de ayuda de los usuarios. Si este tiempo es excesivo, podría indicar un problema en la organización del personal o en los recursos disponibles.

Existen diversos tipos de indicadores que se adaptan a las características y necesidades de cada institución. Algunos de los más relevantes son:

1. **Indicadores de proceso:** Evalúan cómo se realizan las actividades y si estas se ajustan a los protocolos establecidos.

   - Por ejemplo, porcentaje de usuarios que reciben su medicación en el horario adecuado.

2. **Indicadores de resultado:** Miden los efectos de las intervenciones en los usuarios.

   - Por ejemplo, reducción de las úlceras por presión en un grupo de usuarios tras la implementación de cambios en los cuidados.

3. **Indicadores de percepción:** Valoran la satisfacción y el bienestar de los usuarios.

   - Por ejemplo, encuestas de satisfacción donde los usuarios evalúan la atención recibida.

4. **Indicadores de estructura:** Analizan los recursos materiales, humanos y organizativos disponibles.

   - Por ejemplo, proporción de personal respecto al número de usuarios atendidos.

El uso de indicadores de calidad aporta numerosos beneficios para las instituciones sociosanitarias:

▼ Permiten detectar problemas antes de que afecten gravemente a los usuarios.

▼ Facilitan una distribución más eficiente del personal, el tiempo y los materiales.

▼ Generan datos objetivos que pueden compartirse con usuarios, familias y entidades externas.

▼ Ayudan a garantizar que la institución cumple con los estándares legales y éticos.

Imaginemos una institución que establece como indicador la **frecuencia de actividades grupales realizadas mensualmente**. Al medir este aspecto, descubren que en un mes las actividades se redujeron debido a la falta de planificación. Como resultado, se implementan cambios en el cronograma y se asigna personal adicional para asegurar que cada usuario participe en al menos una actividad grupal a la semana.

Otro ejemplo podría ser el uso del indicador **número de caídas registradas mensualmente**. Si este número es elevado, la institución podría revisar el estado de los suelos, mejorar la iluminación y reforzar la supervisión en áreas de riesgo.

Los indicadores no son estáticos; deben revisarse periódicamente para adaptarlos a las necesidades cambiantes de los usuarios y la institución.

Es importante que estos sean:

- **Específicos:** Que midan aspectos concretos y bien definidos.

- **Medibles:** Que permitan recopilar datos objetivos.

- **Relevantes:** Que estén alineados con los objetivos de la institución.

- **Temporales:** Que incluyan un marco de tiempo para su evaluación.

La siguiente tabla ofrece un enfoque práctico para implementar indicadores de calidad adaptados a los diferentes servicios dentro de una institución sociosanitaria:

Contexto	Ejemplo	Indicador de calidad
Atención sanitaria	Administración de medicación a los usuarios.	Porcentaje de usuarios que reciben su medicación en el horario indicado.
Higiene personal	Realización de la higiene diaria de usuarios dependientes.	Número de usuarios atendidos en su higiene diaria respecto al total planificado.
Prevención de caídas	Supervisión de usuarios en zonas de riesgo (baños, pasillos).	Número de caídas registradas al mes por cada 100 usuarios.
Nutrición y alimentación	Provisión de dietas adaptadas a las necesidades específicas de los usuarios.	Porcentaje de usuarios con dietas personalizadas verificadas por un nutricionista.
Actividades recreativas	Organización de talleres de estimulación cognitiva.	Número de actividades grupales realizadas por semana.
Atención psicosocial	Ofrecimiento de apoyo emocional a los usuarios en situación de estrés o ansiedad.	Nivel de satisfacción de los usuarios en encuestas post-intervención psicosocial.

Contexto	Ejemplo	Indicador de calidad
Movilización de usuarios	Uso correcto de técnicas de movilización y ayudas técnicas.	Porcentaje de movilizaciones realizadas sin incidencias respecto al total de intervenciones.
Limpieza y mantenimiento	Limpieza de habitaciones y áreas comunes.	Número de habitaciones inspeccionadas semanalmente que cumplen con los estándares de higiene.
Accesibilidad	Verificación de ayudas técnicas como sillas de ruedas o grúas.	Porcentaje de ayudas técnicas en buen estado tras revisión mensual.
Respuesta a emergencias	Intervención en caso de incidentes como caídas o alteraciones de salud.	Tiempo promedio de respuesta ante emergencias (en minutos).
Comunicación con usuarios	Transmisión de información sobre actividades y servicios.	Porcentaje de usuarios que afirman comprender claramente la información recibida.
Formación del personal	Capacitación del personal en primeros auxilios y atención sociosanitaria.	Porcentaje de trabajadores que completan la formación anual planificada.
Control de incidencias	Registro y seguimiento de problemas identificados, como fallos en equipamiento.	Número de incidencias resueltas dentro del tiempo establecido (ej. 48 horas).
Atención individualizada	Creación de planes de cuidados personalizados para cada usuario.	Porcentaje de usuarios con un plan de cuidados actualizado cada seis meses.
Evaluación de satisfacción	Recopilación de opiniones de usuarios y familiares sobre los servicios recibidos.	Puntuación promedio de satisfacción en encuestas realizadas cada trimestre.

> **ⓘ NOTA**
>
> En un entorno donde el bienestar de las personas dependientes es la prioridad, estas herramientas se convierten en un pilar fundamental para garantizar una atención efectiva y adaptada a las necesidades de cada usuario.

2.4 COLABORACIÓN EN EL PLAN DE CUIDADOS INDIVIDUALIZADO Y LA DOCUMENTACIÓN BÁSICA DE TRABAJO

El plan de cuidados individualizado es una herramienta esencial para coordinar la atención a los residentes, considerando la composición del expediente del usuario y los protocolos de actuación. Además, la cumplimentación de hojas de incidencia y la correcta gestión de la documentación garantizan la calidad y continuidad del cuidado, apoyando el trabajo del equipo interdisciplinar.

2.4.1 Plan de cuidados individualizado

El **plan de cuidados individualizado (PCI)** permite ofrecer un cuidado adaptado a las necesidades específicas de cada usuario. Este plan se desarrolla de manera personalizada y está diseñado para garantizar el bienestar físico, psicológico y social de la persona dependiente. Su elaboración y ejecución requieren un enfoque interdisciplinar, donde cada profesional aporta sus conocimientos para crear una intervención completa y efectiva. Pero, ¿cómo se estructura un PCI y quiénes participan en su desarrollo?

2.4.1.1 ELEMENTOS CONSTITUTIVOS

Un plan de cuidados individualizado incluye diversos elementos que se coordinan para asegurar que la atención sea integral y ajustada a las particularidades de cada usuario. **Los principales componentes son:**

1. **Evaluación inicial:** Consiste en recopilar información sobre el estado de salud, capacidades funcionales, necesidades emocionales y entorno social del usuario. Esta etapa es fundamental para identificar las áreas que requieren intervención.

2. **Objetivos personalizados:** En base a la evaluación, se establecen metas concretas que el usuario debe alcanzar. Por ejemplo, mejorar la movilidad, potenciar la comunicación o reforzar la autonomía en actividades diarias.

3. **Intervenciones programadas:** Se detallan las acciones específicas que se realizarán para cumplir los objetivos, como terapias ocupacionales, sesiones de fisioterapia o actividades recreativas.

4. **Seguimiento y evaluación:** Se establecen mecanismos para revisar periódicamente los progresos del usuario y ajustar el plan según sea necesario.

5. **Documentación:** Todo el proceso debe quedar registrado en un formato accesible y estandarizado, facilitando la comunicación entre los diferentes profesionales.

2.4.1.1.1 Profesionales que intervienen

El desarrollo e implementación del PCI requiere la colaboración de un equipo interdisciplinar. Cada profesional aporta su experiencia y competencias para garantizar una atención integral. **Entre los principales roles destacan:**

- ▶ **Médico:** Es responsable de evaluar el estado de salud general del usuario, diagnosticar condiciones médicas y prescribir tratamientos necesarios. Su trabajo es el pilar para definir las prioridades sanitarias del plan.

▼ **Enfermero/a:** Supervisa la administración de tratamientos, realiza curas y coordina el seguimiento del estado físico del usuario. Además, juega un papel importante en la educación sanitaria tanto del usuario como de sus familiares.

▼ **Trabajador/a social:** Evalúa el entorno familiar y social del usuario, identificando recursos disponibles y gestionando ayudas que puedan complementar el plan de cuidados.

▼ **Terapeuta ocupacional:** Diseña actividades que fomenten la independencia en las actividades de la vida diaria, como vestirse, comer o desplazarse. Su intervención está orientada a mejorar la calidad de vida del usuario.

▼ **Fisioterapeuta:** Realiza terapias para mantener o mejorar la movilidad y prevenir complicaciones físicas, como atrofias musculares o rigidez articular.

▼ **Psicólogo/a:** Ofrece apoyo emocional al usuario y su entorno, ayudándoles a afrontar la dependencia o situaciones de estrés. También trabaja en la estimulación cognitiva cuando sea necesario.

▼ **Auxiliar de enfermería:** Asiste en actividades básicas como la higiene personal, la alimentación y la movilización, siguiendo las directrices establecidas en el PCI.

▼ **Educador/a social:** Promueve la participación del usuario en actividades grupales, culturales o recreativas, favoreciendo su integración social y bienestar emocional.

Imaginemos a un usuario con movilidad reducida y deterioro cognitivo moderado. El médico identifica la necesidad de controlar su hipertensión, mientras que el fisioterapeuta diseña un programa de ejercicios suaves para mantener su capacidad de movimiento. El terapeuta ocupacional introduce actividades adaptadas para estimular la memoria, y el trabajador social gestiona la instalación de una silla de ruedas. El auxiliar de enfermería supervisa su higiene y alimentación diaria, mientras que el psicólogo trabaja en técnicas para reducir su ansiedad. Todo esto queda registrado en el PCI, que se revisa periódicamente para evaluar los progresos.

2.4.2 El expediente individual del usuario

El **expediente individual del usuario** es un documento esencial en las instituciones sociosanitarias, ya que recopila toda la información relevante sobre la persona atendida. Su objetivo es garantizar una atención personalizada y continua, permitiendo que todos los profesionales implicados tengan acceso a datos claros y actualizados. Este expediente es una herramienta clave para planificar, ejecutar y evaluar los cuidados que se proporcionan, respetando siempre la confidencialidad y la normativa vigente en materia de protección de datos.

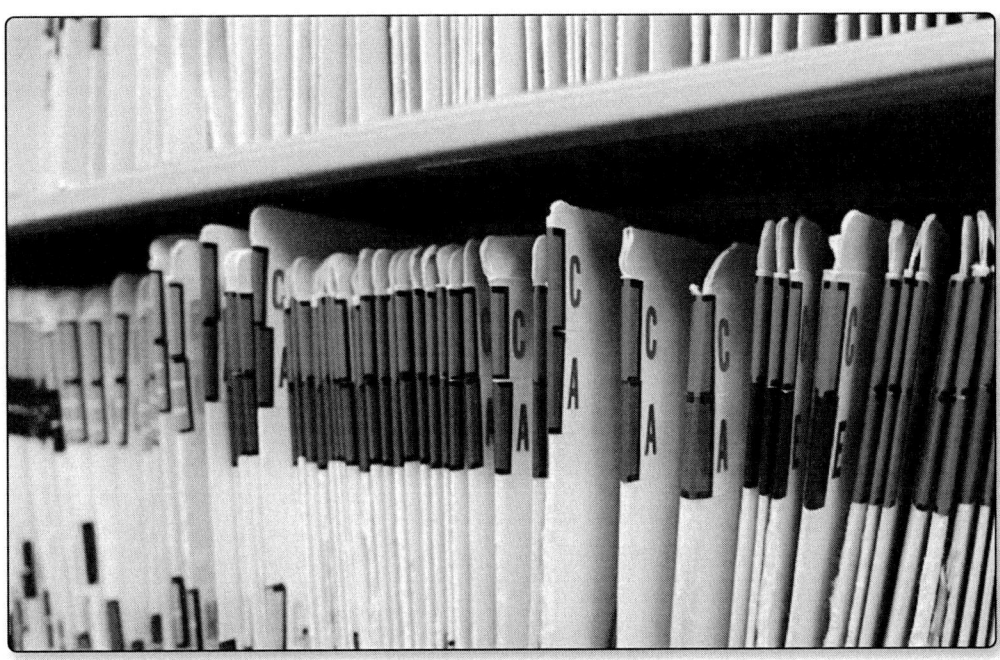

2.4.2.1 COMPOSICIÓN

El expediente individual del usuario está compuesto por diferentes secciones que abarcan tanto información personal como registros de los servicios prestados. Estas secciones permiten una visión integral de las necesidades, intervenciones y evolución del usuario. **A continuación, se detallan los principales elementos que lo componen:**

1. **Datos personales y administrativos:**

    Esta sección incluye la información básica del usuario, como su nombre completo, fecha de nacimiento, dirección, teléfono y contacto de emergencia. También recoge información administrativa, como el número de identificación, seguro médico y posibles ayudas sociales que reciba.

2. **Historia clínica:**

    Recoge el historial médico del usuario, incluyendo diagnósticos, alergias, tratamientos farmacológicos y antecedentes familiares relevantes. Este apartado permite a los profesionales sanitarios conocer las condiciones de salud del usuario para planificar intervenciones adecuadas.

3. **Valoración inicial:**

    Incluye una evaluación multidimensional realizada al ingreso del usuario, que aborda aspectos físicos, cognitivos, emocionales y sociales. Este informe es la base para diseñar el plan de cuidados individualizado.

4. **Plan de cuidados individualizado (PCI):**

    Esta sección detalla los objetivos establecidos para el usuario, las intervenciones programadas y los profesionales responsables de su ejecución. El PCI se actualiza regularmente para reflejar los cambios en las necesidades del usuario.

5. **Registros de actividades y servicios:**

Aquí se documentan las actividades realizadas, como la asistencia en la higiene personal, administración de medicación, terapias ocupacionales o participación en actividades recreativas.

6. **Incidencias:**

Se incluyen notas sobre eventos relevantes, como caídas, episodios de agitación o cambios significativos en el estado de salud del usuario. Este apartado permite un seguimiento riguroso y facilita la toma de decisiones rápidas.

7. **Informes y seguimientos:**

Incluye los informes periódicos realizados por los profesionales responsables, como médicos, terapeutas ocupacionales o trabajadores sociales. Estos documentos reflejan la evolución del usuario y las recomendaciones futuras.

8. **Autorizaciones y consentimientos:**

Recoge los consentimientos informados firmados por el usuario o su representante legal, relacionados con tratamientos, actividades o el uso de datos personales.

9. **Documentación complementaria:**

Esta sección puede incluir informes externos, como certificados médicos, documentos legales o correspondencia relevante.

Ejemplo 1

Imaginemos una residencia en Barcelona que atiende a **Beatriz Coronado**, de 82 años, quien se ha admitido recientemente debido a problemas de movilidad y diabetes tipo 2. Al ingresar, se elabora un expediente individual que contiene toda la información relevante para garantizar que reciba una atención personalizada y adecuada. Este expediente es gestionado con las medidas de seguridad y confidencialidad que exige el Reglamento General de Protección de Datos (RGPD).

Composición del expediente de Beatriz Coronado

1. **Datos personales y administrativos:**

   La primera sección del expediente recopila información básica como el nombre completo de Beatriz, su fecha de nacimiento (10/09/1941), su dirección actual y el contacto de emergencia de su hijo Javier Coronado. También se incluyen datos administrativos como su número de tarjeta sanitaria, su afiliación al seguro médico público y su reconocimiento como beneficiaria de una prestación de dependencia en grado II.

   Este apartado permite que, en caso de emergencia, el personal pueda contactar rápidamente con su hijo o gestionar una consulta médica sin retrasos administrativos.

2. **Historia clínica:**

   Beatriz presenta un diagnóstico de diabetes tipo 2 y antecedentes de hipertensión. En esta sección se registra su tratamiento farmacológico (insulina y antihipertensivos), sus alergias a ciertos medicamentos y los antecedentes familiares relevantes, como la hipertensión de su madre. También se detalla su última hospitalización por una complicación derivada de su diabetes.

   Si Beatriz necesita derivarse a un hospital, su historia clínica proporciona información inmediata sobre su tratamiento y alergias, facilitando una intervención médica segura.

3. **Valoración inicial:**

   Durante su ingreso, un equipo interdisciplinar realiza una evaluación completa que incluye aspectos físicos (movilidad reducida), cognitivos (conservados), emocionales (ansiedad por el cambio de entorno) y sociales (deseo de participar en actividades grupales).

Esta valoración inicial permite diseñar un plan de cuidados adaptado a las necesidades específicas de Beatriz, como incorporar ejercicios para mejorar su movilidad y actividades recreativas para reducir su ansiedad.

4. **Plan de cuidados individualizado (PCI):**

Basándose en la valoración inicial, se crea un PCI que establece objetivos claros, como controlar su diabetes mediante una dieta personalizada, mejorar su movilidad con fisioterapia tres veces por semana y promover su bienestar emocional con sesiones quincenales de psicología.

El PCI se revisa regularmente, y cualquier cambio en la salud o necesidades de Beatriz se refleja de inmediato, asegurando que el plan siga siendo adecuado.

5. **Registros de actividades y servicios:**

Cada día se documenta la participación de Beatriz en actividades como talleres de costura y las sesiones de fisioterapia. También se registra la ayuda proporcionada en su higiene personal y la administración de insulina según las indicaciones médicas.

Este registro permite al equipo monitorizar su progreso, como una mejora en su movilidad o un control más estable de su nivel de glucosa.

6. **Incidencias:**

Un día, Beatriz sufre un leve mareo tras la comida. El personal sanitario documenta este incidente, incluyendo los niveles de glucosa medidos y las acciones tomadas, como ajustar su dieta para prevenir nuevos episodios.

Este registro alerta al equipo interdisciplinar, que evalúa si son necesarias intervenciones adicionales, como una consulta con el endocrino.

7. **Informes y seguimientos:**

Mensualmente, los profesionales elaboran informes que reflejan la evolución de Beatriz. Por ejemplo, el fisioterapeuta registra mejoras en su movilidad, mientras que el nutricionista detalla ajustes en su dieta. Estos informes son compartidos con el equipo para actualizar el PCI.

Si el psicólogo detecta una disminución de la ansiedad en Beatriz, este dato se utiliza para reforzar las actividades grupales que han contribuido a su mejora emocional.

8. **Autorizaciones y consentimientos:**

Antes de implementar cualquier intervención o actividad, se recogen los consentimientos firmados por Beatriz o su hijo Javier. Esto incluye autorizaciones para participar en talleres o realizar salidas organizadas por la residencia.

El consentimiento garantiza que Beatriz participe solo en actividades con las que se sienta cómoda y que su familia esté informada en todo momento.

9. **Documentación complementaria:**

En esta sección se almacenan documentos adicionales, como certificados de su grado de dependencia y correspondencia con el servicio de salud. También se incluye un informe emitido por el hospital tras su última hospitalización.

Esta documentación es indispensable para gestionar cualquier trámite o solicitud relacionada con su atención.

El expediente de Beatriz es accesible únicamente para los profesionales autorizados mediante un sistema digital protegido por contraseñas. Cada interacción con el expediente queda registrada para garantizar la trazabilidad. Además, el equipo realiza auditorías periódicas para mantener la información actualizada y eliminar datos obsoletos.

Ejemplo 2

Imaginemos un centro de día en Madrid que atiende a **Roberto Mendieta**, un hombre de 67 años que asiste al centro para terapias específicas debido a un diagnóstico de párkinson en estadio intermedio. Este expediente individual recopila toda la información relevante para garantizar una atención personalizada y continua. Se gestiona de acuerdo con las medidas de seguridad y confidencialidad requeridas por el **Reglamento General de Protección de Datos (RGPD)**.

Composición del expediente de Roberto Mendieta

1. **Datos personales y administrativos:**

   La primera sección del expediente incluye información básica como el nombre completo de Roberto, su fecha de nacimiento (12/03/1956), dirección actual y el contacto de emergencia de su esposa, Carmen López. También se registran datos administrativos, como su número de tarjeta sanitaria, el reconocimiento de grado I de dependencia y su afiliación al sistema público de salud.

2. **Historia clínica:**

   En esta sección se detalla el historial médico de Roberto, incluyendo el diagnóstico de párkinson, los medicamentos prescritos (levodopa y complementos), su alergia al ibuprofeno y los antecedentes familiares de hipertensión. También se recoge información sobre su última hospitalización tras una crisis motora grave.

3. **Valoración inicial:**

Al ingresar al centro, Roberto fue sometido a una evaluación multidimensional realizada por el equipo interdisciplinar. Esta evaluación identificó limitaciones físicas como rigidez muscular, leve deterioro cognitivo y episodios de ansiedad relacionados con su enfermedad.

4. **Plan de cuidados individualizado (PCI):**

El PCI incluye objetivos concretos, como mejorar la coordinación motora mediante fisioterapia especializada y reducir la ansiedad con apoyo psicosocial. Además, se establece la periodicidad de sus sesiones terapéuticas y se asignan los profesionales responsables de cada intervención.

5. **Registros de actividades y servicios:**

Esta sección documenta todas las actividades en las que participa Roberto, como sesiones de fisioterapia, talleres de estimulación cognitiva y asistencia en la higiene personal durante su estancia en el centro.

6. **Incidencias:**

En este apartado se registran eventos como caídas leves sufridas durante los ejercicios, cambios en su estado de salud o episodios de confusión. Estas notas ayudan al equipo a ajustar sus cuidados de manera eficaz.

7. **Informes y seguimientos:**

Incluye los informes periódicos realizados por los médicos, fisioterapeutas y trabajadores sociales del centro. Estos documentos detallan los progresos de Roberto en sus terapias y sugieren modificaciones en las intervenciones.

8. **Autorizaciones y consentimientos:**

Se registran los consentimientos firmados por Roberto o su esposa en relación con los tratamientos, actividades y el uso de sus datos personales, garantizando el cumplimiento de la normativa legal.

9. **Documentación complementaria:**

Este apartado almacena informes externos relevantes, como certificados médicos de su neurólogo, recetas médicas y correspondencia relacionada con la gestión de su dependencia.

Ejemplo 3

Imaginemos una residencia en Sevilla que atiende a **Sara Palancar**, una mujer de 72 años que ingresó recientemente debido a una fractura de cadera que le ha generado problemas de movilidad temporal. Este expediente individual se elabora para asegurar que Sara reciba una atención personalizada y adaptada a sus necesidades. Su manejo está sujeto a las medidas de confidencialidad y seguridad exigidas por el **Reglamento General de Protección de Datos (RGPD)**.

Composición del expediente de Sara Palancar

1. **Datos personales y administrativos:**

Esta sección contiene información básica de Sara, como su nombre completo, fecha de nacimiento (25/08/1951), dirección y el contacto de su hija, Laura Palancar. También incluye su número de identificación, tarjeta sanitaria y el reconocimiento de grado II de dependencia otorgado tras su accidente.

2. **Historia clínica:**

   El historial médico de Sara recoge el diagnóstico de fractura de cadera y una osteoporosis previa. También detalla el tratamiento prescrito, que incluye analgésicos y suplementos de calcio, además de sesiones de fisioterapia para la recuperación. Se indica que no presenta alergias conocidas y que sus antecedentes familiares incluyen casos de diabetes.

3. **Valoración inicial:**

   Al ingresar a la residencia, el equipo interdisciplinar realizó una valoración inicial en la que se identificaron limitaciones importantes en la movilidad y la necesidad de apoyo para tareas básicas como la higiene personal y la alimentación. Además, se detectó un leve impacto emocional debido a la pérdida temporal de autonomía.

4. **Plan de cuidados individualizado (PCI):**

   En esta sección se detalla que el objetivo principal es mejorar su movilidad y autonomía mediante sesiones de fisioterapia intensiva y apoyo emocional. El PCI establece un cronograma de ejercicios físicos y actividades adaptadas, además de los responsables de cada intervención, como fisioterapeutas y auxiliares de enfermería.

5. **Registros de actividades y servicios:**

   Aquí se documentan las actividades realizadas por Sara, como las sesiones de rehabilitación, la asistencia en el aseo diario y su participación en talleres de manualidades organizados por el centro.

6. **Incidencias:**

   Este apartado incluye notas sobre episodios relevantes, como la aparición de molestias durante los ejercicios o dificultades en el sueño. También se registra un incidente en el que requirió ajustes en su medicación debido a un efecto secundario leve.

7. **Informes y seguimientos:**

En esta sección se recopilan los informes periódicos de los profesionales que trabajan con Sara. Por ejemplo, el fisioterapeuta documenta los avances en la recuperación de su movilidad, mientras que el psicólogo evalúa su progreso en el manejo emocional de la situación.

8. **Autorizaciones y consentimientos:**

Este apartado incluye los consentimientos firmados por Sara para los tratamientos de rehabilitación y las actividades programadas, así como la autorización de su hija para el manejo de sus datos personales y la comunicación con los servicios médicos externos.

9. **Documentación complementaria:**

Se almacena información adicional relevante, como el informe médico del hospital tras la operación de cadera, la receta de los medicamentos indicados para su tratamiento y la solicitud de su reconocimiento de dependencia.

El expediente individual además de un registro de datos es una herramienta viva que facilita la coordinación entre los profesionales y garantiza que el usuario reciba la atención adecuada en todo momento. Este documento debe mantenerse actualizado y gestionarse con el máximo cuidado, ya que constituye la base para una atención de calidad.

2.4.3 Protocolos de actuación

En el ámbito sociosanitario, los **protocolos de actuación** son directrices detalladas que organizan y estructuran las intervenciones realizadas por los profesionales. Su objetivo principal es garantizar que las actividades se desarrollen de manera uniforme, eficiente y segura, respetando siempre las necesidades específicas de los usuarios. Estos protocolos minimizan los errores y aseguran que la atención prestada cumpla con los estándares de calidad establecidos.

¿Qué son los protocolos de actuación?

Un protocolo de actuación es un conjunto de pasos o procedimientos detallados que guían a los profesionales en la realización de tareas específicas. Estos documentos son fundamentales en instituciones sociosanitarias porque establecen un marco claro para abordar diversas situaciones, desde la higiene personal de los usuarios hasta la gestión de emergencias. Además, los protocolos deben ser revisados y actualizados regularmente para adaptarse a las nuevas necesidades y avances en el cuidado sociosanitario.

Por ejemplo, un protocolo para la movilización de usuarios con movilidad reducida incluirá instrucciones específicas sobre cómo utilizar ayudas técnicas, como grúas o andadores, para evitar lesiones tanto en el usuario como en el profesional.

Los protocolos de actuación efectivos comparten ciertas características comunes que aseguran su utilidad práctica:

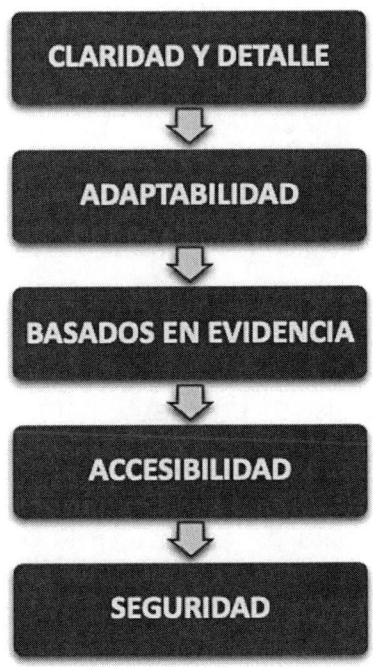

1. **Claridad y detalle:** Las instrucciones deben ser comprensibles y específicas, describiendo cada paso de forma ordenada.

2. **Adaptabilidad:** Deben ajustarse a las particularidades de cada institución y a las necesidades individuales de los usuarios.

3. **Basados en evidencia:** Los procedimientos deben respaldarse en buenas prácticas y recomendaciones actualizadas.

4. **Accesibilidad:** Es fundamental que estén disponibles para todos los profesionales y sean fáciles de consultar.

5. **Seguridad:** Promueven la protección tanto del usuario como del personal en cada intervención.

Ámbitos de aplicación de los protocolos

1. **Cuidado personal:**

   - Por ejemplo, un protocolo para la higiene diaria, que incluye la preparación del material, los pasos para realizar el baño en cama y las medidas para preservar la intimidad del usuario.
   - Garantiza que todos los usuarios reciban el cuidado necesario respetando su dignidad y evitando riesgos como infecciones.

2. **Administración de medicación:**

   - Por ejemplo, un procedimiento para verificar la identidad del usuario antes de administrar medicamentos y registrar cada dosis en su expediente individual.
   - Reduce el riesgo de errores en la medicación y asegura el cumplimiento del tratamiento prescrito.

Ejemplo

Un protocolo de actuación para la administración de medicación podría incluir los siguientes pasos:

1. Verificar la identidad del usuario utilizando su expediente.

2. Confirmar la medicación prescrita, comprobando las dosis y horarios.

3. Administrar el medicamento en un ambiente tranquilo, asegurándose de que el usuario lo tome.

4. Registrar inmediatamente la administración en el sistema correspondiente.

5. Observar al usuario durante un tiempo para identificar posibles reacciones adversas y notificar cualquier incidencia al equipo médico.

---

6. **Movilización y traslado:**

   - Por ejemplo, un protocolo para el uso de grúas, andadores o sillas de ruedas en función de las características físicas del usuario.

   - Minimiza las lesiones en usuarios con movilidad reducida y previene sobrecargas físicas en los profesionales.

7. **Emergencias:**

   - Por ejemplo, un procedimiento de actuación ante una caída, que incluye evaluar la condición del usuario, aplicar primeros auxilios y notificar al equipo médico.

   - Permite una respuesta rápida y coordinada en situaciones críticas.

8. **Actividades recreativas:**

   - Por ejemplo, un protocolo para organizar talleres grupales, especificando cómo preparar el espacio, distribuir el material y fomentar la participación.

   - Promueve la integración social y el bienestar emocional de los usuarios.

9. **Gestión de incidencias:**

   - Por ejemplo, un protocolo para registrar y solucionar problemas como fallos en ayudas técnicas o conflictos entre usuarios.

   - Facilita el seguimiento de los incidentes y la implementación de medidas correctivas.

2.4.4 Hojas de incidencia

Las **hojas de incidencia** son documentos para registrar cualquier acontecimiento o situación inusual que pueda afectar al bienestar de los usuarios o al desarrollo de las actividades. Estas hojas permiten un seguimiento riguroso de los problemas identificados, facilitando la planificación de soluciones y la prevención de futuras incidencias. Además, su correcta cumplimentación asegura la trazabilidad de la información y fomenta la transparencia en el trabajo del equipo profesional.

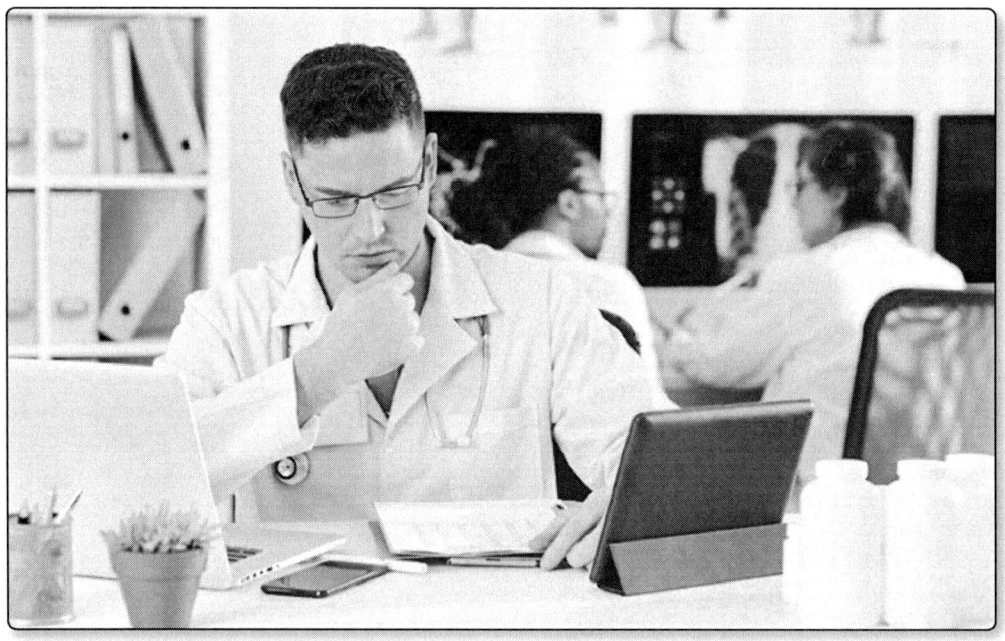

2.4.4.1 CUMPLIMENTACIÓN

La cumplimentación de las hojas de incidencia debe realizarse siguiendo unas directrices claras para garantizar que toda la información registrada sea completa, precisa y útil. Un registro bien documentado contribuye al aprendizaje colectivo dentro de la institución. **Pero, ¿cómo se debe rellenar una hoja de incidencia de manera adecuada?**

Elementos esenciales de la hoja de incidencia

1. **Datos básicos del usuario:**

   La hoja debe incluir información básica que permita identificar al usuario afectado, como su nombre, número de expediente o ubicación en la institución.

   - **Ejemplo:** Nombre: Beatriz Coronado García, Habitación: 116, Expediente: 121212.

2. **Descripción de la incidencia:**

   Se debe detallar qué ocurrió, dónde y cuándo, utilizando un lenguaje claro y objetivo. Es importante evitar interpretaciones subjetivas o juicios de valor.

   - **Ejemplo:** "A las 10:30 horas, el usuario sufrió una caída en el baño mientras intentaba levantarse del inodoro."

3. **Causas posibles:**

   Siempre que sea posible, se debe indicar qué pudo haber provocado la incidencia. Esto permite al equipo analizar las circunstancias y tomar medidas correctivas.

   - **Ejemplo:** "La caída podría haberse debido a que el suelo estaba húmedo tras la limpieza."

4. **Acciones tomadas:**

   Es necesario registrar las medidas adoptadas inmediatamente después de la incidencia para mitigar sus efectos y proteger al usuario.

   - **Ejemplo:** "Se aplicaron primeros auxilios en el lugar. Se avisó al equipo médico y al responsable del turno."

5. **Resultado o seguimiento:**

Indicar si la situación se resolvió o si requiere un seguimiento adicional por parte de algún profesional o del equipo interdisciplinar.

- **Ejemplo:** "El usuario se trasladó al centro médico para una evaluación. Se programará una revisión del protocolo de limpieza."

6. **Identificación del responsable del registro:**

La hoja debe incluir el nombre y firma del profesional que cumplimentó el documento, garantizando la responsabilidad y autenticidad de la información.

- **Ejemplo:** "Cumplimentado por: Roberto Mendieta, Auxiliar de Enfermería. Firma: _____."

7. **Espacio para observaciones adicionales:**

Este apartado permite añadir comentarios que puedan ser útiles para la evaluación de la incidencia.

- **Ejemplo:** "Se sugiere la instalación de un pasamanos adicional en el baño."

Algunas **buenas prácticas** para la cumplimentación de las hojas de incidencias son:

- ▸ **Inmediatez:** La incidencia debe registrarse lo antes posible tras el evento, cuando los detalles aún están frescos.

- ▸ **Claridad y precisión:** Utilizar un lenguaje sencillo y directo, evitando términos ambiguos.

- ▸ **Objetividad:** Describir los hechos sin interpretaciones personales ni suposiciones.

- ▸ **Confidencialidad:** Manejar la información del usuario de manera respetuosa, siguiendo la normativa vigente en protección de datos.

El correcto uso de las hojas de incidencia tiene múltiples beneficios para las instituciones sociosanitarias:

- Ayuda a identificar patrones recurrentes que podrían derivar en problemas mayores.

- Proporciona información valiosa para ajustar protocolos y reforzar medidas preventivas.

- Garantiza que todas las partes implicadas (familiares, usuarios y profesionales) tengan acceso a un registro fiable y detallado.

- Contribuye a crear un entorno seguro para usuarios y profesionales.

Ejemplo

Imaginemos que un usuario resbala en el pasillo debido a un líquido derramado. La hoja de incidencia incluiría:

- Nombre del usuario y localización.

- Descripción: "El usuario resbaló en el pasillo a las 14:15 horas mientras se dirigía al comedor."

- Posibles causas: "El suelo estaba húmedo debido a un derrame reciente."

- Acciones: "El usuario se ayudó a levantarse y se revisó si presentaba lesiones. Se notificó al personal de limpieza."

- Resultado: "El usuario no presentó lesiones graves y pudo continuar con sus actividades."

- Observaciones: "Se propone colocar señalización de suelo mojado en todas las áreas comunes."

2.4.5 Utilización de la documentación sociosanitaria manejada en instituciones de personas dependientes

En las instituciones que trabajan con personas dependientes, la **documentación sociosanitaria** recopila información detallada sobre los usuarios y permite que los profesionales puedan coordinarse de manera eficiente, adaptando las intervenciones a las necesidades específicas de cada persona. Su adecuada gestión y utilización facilita el trabajo diario y asegura el cumplimiento de la normativa vigente en materia de protección de datos y atención sociosanitaria.

La documentación sociosanitaria abarca una amplia variedad de registros que cubren todos los aspectos del cuidado de los usuarios. Entre ellos se encuentran el expediente individual, las hojas de incidencia, los registros de actividades y medicación, los informes de seguimiento y la documentación legal o administrativa. Cada uno de estos elementos tiene una función específica que contribuye al objetivo común de mejorar el bienestar y la calidad de vida de las personas atendidas.

El **expediente individual** del usuario es el núcleo de la documentación sociosanitaria. Este documento incluye toda la información relevante sobre la persona: desde sus datos personales y antecedentes médicos, hasta su plan de cuidados individualizado (PCI) y el seguimiento de su evolución. Por ejemplo, si un usuario tiene alergias a ciertos medicamentos, esta información debe estar claramente registrada en su expediente para evitar errores en la administración de tratamientos.

El expediente también permite reflejar los cambios en las necesidades del usuario a lo largo del tiempo. Imaginemos el caso de una persona mayor que comienza a tener dificultades para alimentarse de forma autónoma. Este cambio debe documentarse para que el equipo pueda modificar el PCI y proporcionar la ayuda necesaria, como adaptar la dieta o incorporar utensilios diseñados para facilitar la alimentación.

Las **hojas de incidencia** son otro componente clave de la documentación. Estas permiten registrar cualquier evento inesperado que afecte al usuario o al entorno, como una caída, un episodio de agitación o un fallo en una ayuda técnica. Su correcta cumplimentación asegura que todos los detalles del incidente queden registrados, incluyendo las medidas tomadas para resolverlo y prevenir que vuelva a ocurrir. Por ejemplo, si un usuario resbala en el baño debido a un suelo mojado, la incidencia debe detallar el evento, las acciones inmediatas y las medidas correctivas, como colocar señalización de advertencia.

Por otro lado, los **registros de actividades** reflejan las intervenciones realizadas con cada usuario, como la participación en talleres, la administración de medicación o el apoyo en tareas diarias. Estos registros permiten llevar un control detallado del día a día, facilitando la evaluación del impacto de las intervenciones en el bienestar del usuario.

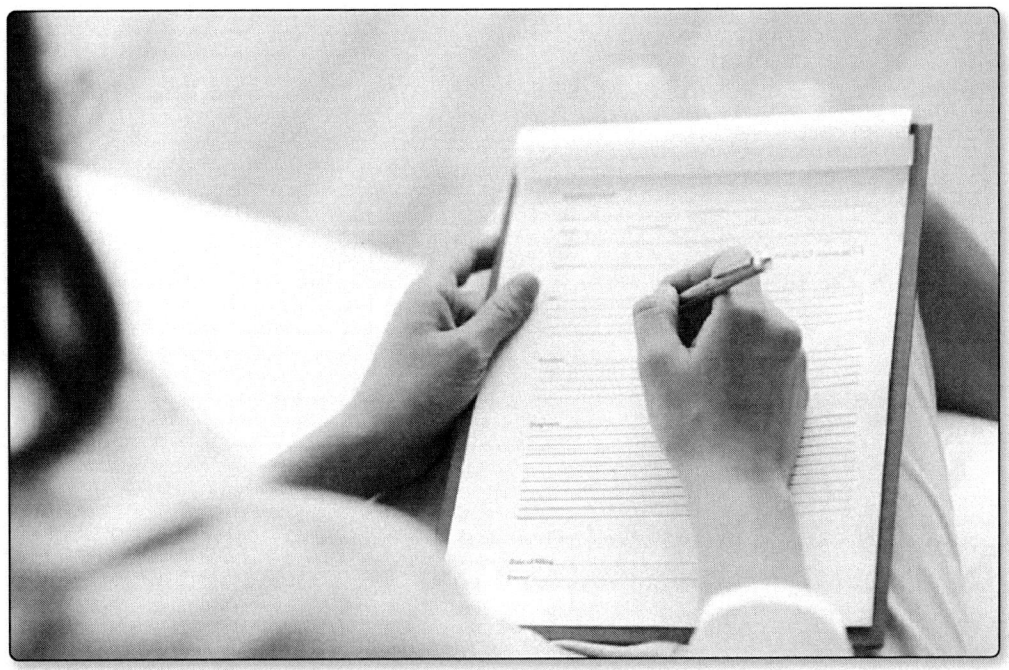

Los **informes periódicos** elaborados por los profesionales son fundamentales para evaluar el progreso de los usuarios y planificar futuras intervenciones. Estos informes se basan en los datos recopilados en el expediente individual, las hojas de incidencia y los registros de actividades. Por ejemplo, un fisioterapeuta puede utilizar estos registros para valorar si un programa de ejercicios está ayudando a mejorar la movilidad de un usuario, y, en caso contrario, ajustar las sesiones para obtener mejores resultados.

La documentación sociosanitaria debe ser accesible para todos los profesionales implicados en el cuidado del usuario, siempre respetando la confidencialidad y las normativas de protección de datos. Esto implica que los registros deben estar organizados de manera clara y actualizados regularmente. Además, su correcta gestión es imprescindible para cumplir con las auditorías y revisiones externas que verifican la calidad de los servicios prestados.

Por ejemplo, en el caso de una inspección, es fundamental que toda la documentación esté disponible y correctamente cumplimentada para demostrar que las intervenciones realizadas cumplen con los estándares establecidos.

> ### ⓘ NOTA
>
> La utilización de la documentación sociosanitaria en las instituciones es un proceso esencial para garantizar que cada usuario reciba una atención adaptada a sus necesidades.

2.4.6 Recopilación y transmisión de información al equipo de trabajo y al equipo interdisciplinar

La **recopilación y transmisión de información** permite que todos los profesionales involucrados estén al tanto de las necesidades, evolución y particularidades de cada usuario, asegurando que las intervenciones se lleven a cabo de manera adecuada y en el momento oportuno. ¿Cómo puede esta comunicación contribuir al bienestar de los usuarios y al buen funcionamiento del equipo?

La recopilación de información es el primer paso para transmitir datos relevantes al equipo de trabajo. Esto implica observar, registrar y documentar todo lo relacionado con el estado físico, emocional y social del usuario. **Un registro adecuado es fundamental** para tomar decisiones informadas y ajustar el plan de cuidados según sea necesario. Por ejemplo, si un auxiliar de enfermería nota que un usuario muestra menos apetito de lo habitual, este dato debe quedar reflejado en los registros diarios para que el equipo pueda investigarlo y tomar medidas, como consultar al médico o adaptar la dieta.

La recopilación de información también incluye la identificación de incidencias, como caídas, alteraciones en el comportamiento o problemas con ayudas técnicas. Estos eventos deben documentarse con detalle, especificando qué ocurrió, cuándo y cómo se actuó para resolver la situación. Además, la observación constante permite anticiparse a problemas y prevenir complicaciones mayores.

La transmisión de información al equipo de trabajo asegura que todos los miembros estén alineados y puedan actuar de manera coordinada. Esto es especialmente importante en instituciones donde las actividades se desarrollan en diferentes turnos y con profesionales de diversas áreas. **La comunicación clara y estructurada** es clave para evitar malentendidos y garantizar la continuidad de los cuidados.

Un ejemplo práctico sería la reunión de cambio de turno, donde el personal saliente informa al entrante sobre el estado de los usuarios, las actividades realizadas y cualquier incidencia ocurrida. En este espacio, se pueden compartir detalles como la respuesta de un usuario a una nueva medicación o la necesidad de reforzar las medidas de seguridad en su entorno. Estas reuniones deben ser breves pero completas, centradas en los aspectos más relevantes para facilitar una transición fluida.

El equipo interdisciplinar incluye a todos los profesionales que participan en el cuidado del usuario, como médicos, enfermeros, fisioterapeutas, psicólogos, trabajadores sociales y terapeutas ocupacionales. La transmisión de información a este equipo permite que cada especialista tenga una visión integral de la situación del usuario y pueda aportar su conocimiento para mejorar su calidad de vida.

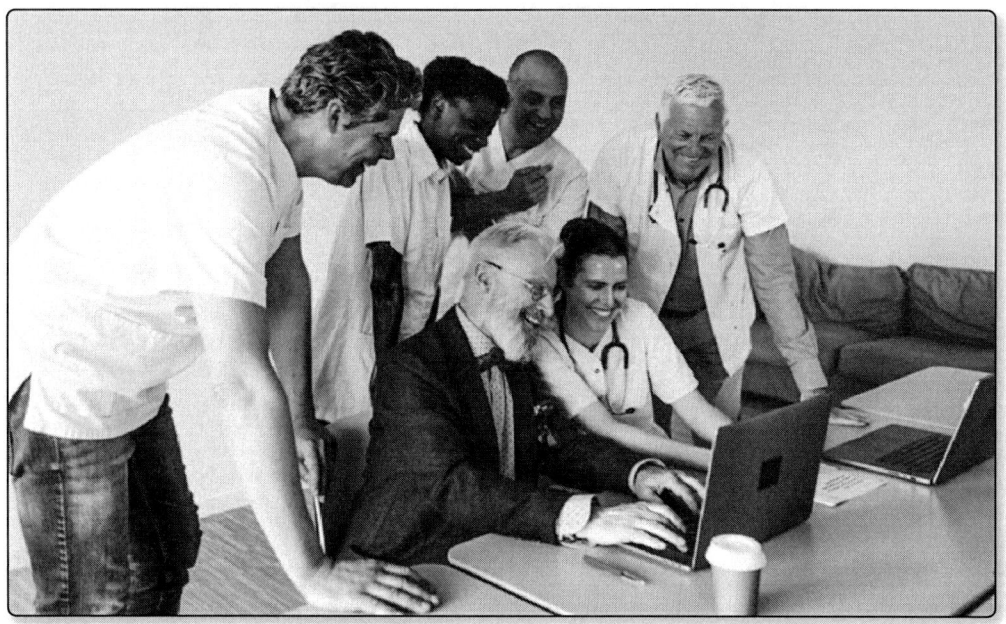

Por ejemplo, si un auxiliar de enfermería observa que un usuario tiene dificultades para comunicarse, este dato puede compartirse con el terapeuta ocupacional y el psicólogo, quienes evaluarán la necesidad de implementar sistemas alternativos y aumentativos de comunicación (SAAC) o realizar ejercicios específicos de estimulación cognitiva. Este enfoque multidisciplinar asegura que las necesidades del usuario sean atendidas desde diferentes perspectivas, optimizando los resultados.

Para que la comunicación sea eficiente, es importante contar con herramientas adecuadas que faciliten el registro y la transmisión de datos. Como ya sabemos, entre las más utilizadas se encuentran:

- **Registros diarios:** Donde se documentan las actividades realizadas, las observaciones y las incidencias.

- **Hojas de incidencias:** Para detallar eventos específicos que requieren seguimiento.

- **Reuniones de equipo:** Espacios para compartir información y coordinar las intervenciones.

- **Informes periódicos:** Elaborados por los profesionales para evaluar la evolución del usuario y planificar ajustes en el plan de cuidados.

- **Sistemas digitales:** Plataformas que permiten centralizar la información y facilitar el acceso a todos los miembros del equipo.

Imaginemos que un usuario comienza a mostrar signos de desorientación durante las actividades diarias. El auxiliar de enfermería lo registra en el informe diario y lo comunica durante la reunión de cambio de turno. Este dato también se transmite al equipo interdisciplinar, donde el médico evalúa posibles causas médicas, el psicólogo investiga factores emocionales y el terapeuta ocupacional propone ejercicios para reforzar la orientación espacial. Gracias a esta coordinación, se logra intervenir de manera oportuna y eficaz.

ⓘ IMPORTANTE

Cuando los datos fluyen correctamente entre el equipo de trabajo y el equipo interdisciplinar, se garantiza que cada usuario reciba los cuidados más adecuados a sus necesidades. La clave está en observar con atención, documentar con precisión y comunicar de manera efectiva, recordando siempre que detrás de cada registro hay una persona cuya calidad de vida depende de nuestra capacidad para trabajar en equipo.

2.5 PRUEBA DE AUTOEVALUACIÓN

2.5.1 Preguntas tipo test

1. ¿Cuál es el objetivo principal del plan de cuidados individualizado en instituciones sociosanitarias?

a) Crear un documento administrativo general.

b) Elaborar un informe médico.

c) Organizar actividades recreativas.

d) **Garantizar una atención personalizada y continua.**

2. ¿Qué elemento NO forma parte del expediente individual del usuario?

a) Historia clínica.

b) **Documentación laboral del profesional.**

c) Registros de actividades y servicios.

d) Valoración inicial.

3. ¿Qué indicador de calidad es más adecuado para evaluar la satisfacción de los usuarios?

a) **Grado de satisfacción expresado por encuestas.**

b) Porcentaje de actividades realizadas.

c) Número de incidencias registradas.

d) Horarios de las actividades planificadas.

2.5.2 Frases con hueco

1. **La** _____ **inicial permite evaluar las necesidades físicas, cognitivas y emocionales del usuario al ingreso en la institución.** *(Respuesta: valoración)*

2. **El** _____ **individualizado se actualiza regularmente para reflejar cambios en las necesidades del usuario.** *(Respuesta: plan de cuidados)*

3. **Las hojas de** _____ **documentan eventos relevantes, como caídas o cambios en el estado de salud.** *(Respuesta: incidencia)*

2.5.3 Preguntas cortas de desarrollo

1. **Describe las principales secciones del expediente individual del usuario.**

El expediente incluye datos personales y administrativos, la historia clínica, la valoración inicial, el plan de cuidados individualizado, registros de actividades y servicios, incidencias, informes de seguimiento, autorizaciones y consentimientos, y documentación complementaria. Cada sección ofrece información específica que permite atender de forma integral y personalizada a la persona dependiente.

2. **Explica la importancia de los protocolos de actuación en la gestión de actividades para personas dependientes.**

Los protocolos de actuación son esenciales para asegurar que todas las actividades se desarrollen de manera organizada, eficiente y segura. Establecen pautas claras para los profesionales, garantizan la coordinación entre equipos y reducen riesgos para los usuarios. Además, permiten estandarizar procedimientos en situaciones de emergencia, como evacuaciones o incidentes médicos, lo que facilita la toma de decisiones rápidas y efectivas.

3. Analiza el papel del lenguaje adaptado en la comunicación con usuarios dependientes.

La utilización de un lenguaje adaptado permite que los usuarios comprendan la información de manera clara y sencilla, fomentando su participación. Esto incluye emplear sistemas alternativos y aumentativos de comunicación (SAAC) en casos necesarios, así como herramientas visuales o gestuales. Además, adaptar el lenguaje a las capacidades cognitivas y emocionales del usuario mejora la calidad de la atención y refuerza la confianza en el profesional.

2.5.4 Reflexiones y análisis

1. Discute los beneficios de utilizar indicadores de calidad en instituciones sociosanitarias.

Los indicadores de calidad permiten evaluar de forma objetiva la eficacia de las intervenciones y la satisfacción de los usuarios. Por ejemplo, medir la participación en actividades o el tiempo de respuesta ante incidencias ayuda a identificar áreas de mejora. Además, estos indicadores promueven la transparencia y refuerzan la confianza de los usuarios y sus familias en la institución.

2. Reflexiona sobre cómo la tecnología puede mejorar el registro y seguimiento de las incidencias en instituciones sociosanitarias.

La digitalización de las hojas de incidencia mediante aplicaciones o sistemas informáticos facilita el acceso rápido y preciso a la información. Esto permite realizar análisis estadísticos para detectar patrones o problemas recurrentes. Sin embargo, es fundamental garantizar la protección de los datos personales, cumpliendo con la normativa vigente.

3. Analiza un caso práctico: Una incidencia repetida de caídas en un área específica de la residencia. ¿Cómo podría gestionarse?

Primero, sería necesario documentar cada caída en las hojas de incidencia, incluyendo detalles como el lugar, la hora y las circunstancias.

Luego, se revisaría el entorno físico, evaluando la iluminación y posibles obstáculos. Si fuera necesario, se implementarían medidas correctivas como instalar barras de apoyo o señalización adicional. Por último, se monitorizarían los resultados mediante indicadores de calidad para garantizar que las intervenciones han sido efectivas.

Actividades optativas finales

1. Escribe un ensayo de 1000 palabras sobre cómo el marco normativo y los servicios establecidos por la Ley de Dependencia en España han impactado la vida de las personas dependientes y sus cuidadores en los últimos 15 años. Incluye ejemplos específicos de los servicios ofrecidos y reflexiona sobre los desafíos y oportunidades actuales en el sistema de atención.

2. Realiza una presentación de 10 diapositivas que muestre la evolución del Sistema para la Autonomía y Atención a la Dependencia (SAAD) en España, destacando hitos como la implementación de la Ley de Dependencia en 2006, la integración de tecnologías y el impacto del envejecimiento de la población.

3. Elabora un informe detallado de 800 palabras en el que analices la actuación de un equipo interdisciplinar en la atención de un caso hipotético (como el ejemplo del usuario con movilidad reducida y deterioro cognitivo moderado). Describe cómo cada profesional contribuye al bienestar del usuario y reflexiona sobre la importancia de la comunicación y coordinación en el equipo.

4. Diseña un protocolo completo para una actividad grupal adaptada a personas con dependencia severa, como un taller de musicoterapia o jardinería. Incluye objetivos, pasos detallados, materiales necesarios, medidas de seguridad y un plan de evaluación posterior.

5. Escribe un informe de 1000 palabras que analice los principios éticos fundamentales en la atención a personas dependientes, como la confidencialidad, el respeto a la dignidad y la promoción de la autonomía. Incluye ejemplos prácticos de cómo estos principios se aplican en situaciones reales dentro de instituciones.

6. Realiza un inventario y evaluación del estado de ayudas técnicas en una institución ficticia. Describe cómo estas herramientas mejoran la calidad de vida de los usuarios y el trabajo del personal. Presenta tus hallazgos en un informe de 500 palabras con recomendaciones para mejorar su gestión.

7. Investiga tecnologías emergentes aplicadas al cuidado de personas dependientes (como sistemas de teleasistencia avanzada o robots sociales). Crea una presentación de 8-10 diapositivas en la que expliques cómo implementar estas tecnologías en una institución española y qué beneficios aportarían.

8. Utiliza herramientas de diseño como Canva o PowerPoint para crear una agenda visual que facilite la participación de personas dependientes en actividades diarias. Explica cómo estas herramientas pueden personalizarse según las necesidades individuales y evalúa su impacto potencial.

9. Planifica una actividad que involucre a personas dependientes y jóvenes en una institución, como un taller de cocina o un proyecto de jardinería comunitaria. Escribe un informe de 700 palabras que detalle los objetivos, los pasos de implementación, las medidas de seguridad y los beneficios esperados.

10. Investiga cómo se implementan y evalúan los planes de intervención interdisciplinar en instituciones para personas dependientes en España. Escribe un artículo académico de 1500 palabras que analice casos prácticos y proponga mejoras en los procesos de evaluación y seguimiento.

Resumen del manual

El manual se centra en la atención sociosanitaria de personas dependientes en instituciones, destacando la importancia de un enfoque ético y personalizado. En la recepción y acogida, se subraya la necesidad de adaptar las intervenciones según el grado de dependencia y fomentar la integración mediante la comunicación interdisciplinar. Las instituciones deben asegurar que los usuarios se sientan seguros, respetados y atendidos desde el primer momento, implementando protocolos que prioricen la confidencialidad y el bienestar emocional. Esto incluye la evaluación inicial y la planificación de cuidados específicos.

El sistema de atención en España se estructura a través de instituciones públicas, privadas y del tercer sector, todas reguladas por la Ley de Dependencia (Ley 39/2006). Los servicios incluyen ayuda a domicilio, teleasistencia, centros de día y residencias, complementados por prestaciones económicas para quienes opten por cuidadores familiares o profesionales. La atención integral requiere una coordinación efectiva entre trabajadores sociales, enfermeros, terapeutas y psicólogos, quienes desempeñan roles específicos orientados a mejorar la calidad de vida y la autonomía de los usuarios.

La Ley de Dependencia establece tres grados de dependencia (moderada, severa y gran dependencia), evaluados a través del Baremo de Valoración de la Dependencia (BVD). Esta clasificación determina las ayudas a las que cada persona tiene derecho, incluyendo servicios especializados y recursos económicos. La evaluación considera tanto las capacidades del solicitante como su entorno, permitiendo diseñar estrategias de intervención ajustadas a sus necesidades específicas.

Por último, la organización de actividades en instituciones tiene como objetivo promover la participación y autonomía de los usuarios, adaptándose a sus intereses y capacidades. Las actividades, que pueden ser recreativas, instrumentales o básicas, buscan fortalecer aspectos físicos, emocionales y sociales. Para ello, se elaboran protocolos que guían su ejecución y evaluación, garantizando la seguridad y efectividad de las intervenciones. Además, la comunicación fluida entre los profesionales y la retroalimentación constante permiten ajustes necesarios para optimizar los resultados.

Prueba de evaluación final

1. ¿Qué regula la Ley 39/2006, de Promoción de la Autonomía Personal y Atención a las Personas en Situación de Dependencia?

a) La gestión de centros educativos.

b) Los servicios de atención a personas dependientes.

c) La administración de justicia.

2. ¿Qué instituciones públicas destacan en la atención a personas dependientes?

a) Centros educativos y hospitales.

b) Centros de día, residencias geriátricas y servicios de atención domiciliaria.

c) Asociaciones y ONGs.

3. ¿Qué es la teleasistencia?

a) Un servicio de monitorización continua para garantizar la seguridad en el hogar.

b) Un programa de actividades en residencias geriátricas.

c) Un sistema de transporte adaptado para personas dependientes.

4. ¿Cuál es una función principal de los trabajadores sociales en este contexto?

a) Administrar medicamentos.

b) Evaluar necesidades y coordinar recursos disponibles.

c) Diseñar ejercicios de movilidad.

5. ¿Qué profesional ayuda a las personas dependientes a mejorar su autonomía con actividades motoras, cognitivas y sociales?

a) Psicólogo.

b) Terapeuta ocupacional.

c) Enfermero.

6. Según la Ley de Dependencia, ¿qué requisito debe cumplir una persona para acceder a sus ayudas?

a) Tener al menos 70 años.

b) Residir en España durante al menos cinco años.

c) Haber trabajado previamente.

7. ¿Qué incluye el Servicio de Ayuda a Domicilio (SAD)?

a) Actividades de estimulación cognitiva en grupo.

b) Apoyo en tareas diarias como limpieza, aseo y alimentación.

c) Formación para cuidadores familiares.

8. ¿Qué nivel corresponde a una persona que necesita ayuda continua para actividades básicas diarias?

a) Dependencia severa.

b) Gran dependencia.

c) Dependencia moderada.

9. ¿Qué actitud es clave para un profesional de atención sociosanitaria?

a) Empatía.

b) Indiferencia.

c) Autoridad.

10. ¿Qué es un equipo interdisciplinar?

a) Un grupo de profesionales de diferentes disciplinas que trabajan de forma conjunta.

b) Un equipo de familiares que cuidan a una persona dependiente.

c) Una organización de voluntarios para actividades sociales.

11. ¿Qué servicio permite a los cuidadores familiares descansar mientras se atiende a la persona dependiente?

a) Centros de día.

b) Ayuda a domicilio.

c) Teleasistencia avanzada.

12. ¿Qué principios éticos deben guiar la intervención social?

a) Eficiencia, productividad y confidencialidad.

b) Confidencialidad, respeto a la dignidad y autonomía.

c) Transparencia, competencia y rapidez.

13. ¿Qué nivel del Baremo de Valoración de la Dependencia incluye a personas que requieren ayuda para tareas básicas al menos una vez al día?

a) Grado I.

b) Grado II.

c) Grado III.

14. ¿Qué significa la confidencialidad en el ámbito sociosanitario?

a) Compartir información con todos los miembros del equipo.

b) Proteger la información personal de los usuarios.

c) Publicar informes de evaluación en espacios comunes.

15. ¿Qué tipo de ayuda se otorga cuando no hay acceso a servicios públicos?

a) Prestación vinculada al servicio.

b) Cuidado en el entorno familiar.

c) Teleasistencia avanzada.

16. ¿Qué objetivo tiene la atención integral en la intervención sociosanitaria?

a) Reducir costos operativos.

b) Garantizar el bienestar global del usuario.

c) Priorizar la higiene personal sobre las demás necesidades.

17. ¿Qué actitud fomenta la relación de confianza con los usuarios?

a) Paciencia.

b) Impaciencia.

c) Autoritarismo.

18. ¿Qué documento regula los criterios de valoración de la dependencia en España?

a) Real Decreto 174/2011.

b) Ley General de la Seguridad Social.

c) Reglamento de Intervención Social.

19. ¿Qué recurso permite una rápida respuesta ante emergencias en el hogar?

a) Centros de día.

b) Teleasistencia.

c) Ayuda a domicilio.

20. ¿Qué herramienta evalúa el grado de autonomía en actividades básicas?

a) Índice de Barthel.

b) Escala de Dependencia.

c) Evaluación Integral de Riesgos.

21. ¿Qué actividad fomenta la estimulación cognitiva en residencias?

a) Ayuda a domicilio.

b) Talleres de manualidades.

c) Evaluación sanitaria.

22. ¿Cuál es un ejemplo de actividad instrumental de la vida diaria (AIVD)?

a) Lavarse los dientes.

b) Manejar la economía personal.

c) Usar el baño.

23. ¿Qué profesional se encarga de la administración de medicamentos en instituciones?

a) Auxiliar de ayuda a domicilio.

b) Enfermero.

c) Trabajador social.

24. ¿Qué acción no corresponde a un auxiliar de ayuda a domicilio?

a) Ayudar en la higiene personal.

b) Administrar tratamientos médicos complejos.

c) Facilitar la movilidad del usuario.

25. ¿Qué actitud ayuda a los usuarios a sentirse valorados?

a) Tolerancia.

b) Rigidez.

c) Neutralidad.

26. ¿Qué recurso permite a los mayores participar en actividades mientras reciben cuidados diurnos?

a) Centros de día.

b) Servicios de teleasistencia.

c) Atención domiciliaria.

27. ¿Qué define un protocolo de actuación en actividades sociales?

a) Una lista de usuarios participantes.

b) Normas, pasos y medidas de seguridad para una actividad.

c) Una evaluación previa de los trabajadores.

28. ¿Qué actitud refuerza la confianza en el trabajo interdisciplinar?

a) Conflicto.

b) Colaboración.

c) Competencia.

29. **¿Qué profesional aborda aspectos emocionales en usuarios dependientes?**

a) Psicólogo.

b) Terapeuta ocupacional.

c) Trabajador social.

30. **¿Qué objetivo tiene la revisión de ayudas técnicas?**

a) Optimizar su almacenamiento.

b) Garantizar su estado óptimo y prevenir riesgos.

c) Incrementar su disponibilidad general.

31. **¿Qué herramienta ayuda a planificar actividades según el estado de los usuarios?**

a) Escalas de dependencia.

b) Perfiles individuales.

c) Listados de materiales.

32. **¿Qué describe mejor la atención domiciliaria?**

a) Un servicio opcional para personas independientes.

b) Un servicio de apoyo en actividades básicas dentro del hogar.

c) Un recurso exclusivo para casos graves.

33. **¿Qué actividad puede fomentar la interacción social en residencias?**

a) Actividades intergeneracionales.

b) Teleasistencia básica.

c) Evaluación individual de dependencia.

34. ¿Qué ayuda fomenta la autonomía en la cocina para personas con discapacidad visual?

a) Utensilios adaptados.

b) Supervisión constante.

c) Recetas complejas.

35. ¿Qué actitud fortalece el trabajo en equipo interdisciplinar?

a) Rigidez.

b) Adaptabilidad.

c) Individualismo.

36. ¿Qué debe incluir un protocolo bien diseñado?

a) Normas generales y objetivos ambiguos.

b) Objetivos claros, pasos detallados y medidas de seguridad.

c) Solo materiales necesarios y tiempos aproximados.

37. ¿Qué actividad es un ejemplo de ABVD?

a) Gestionar citas médicas.

b) Comer de forma autónoma.

c) Manejar el transporte público.

38. ¿Qué profesional evalúa las necesidades sociales de los usuarios?

a) Terapeuta ocupacional.

b) Trabajador social.

c) Enfermero.

39. **¿Qué actitud es clave para adaptar actividades a las capacidades del usuario?**

a) Rigidez.

b) Flexibilidad.

c) Indiferencia.

40. **¿Qué actividad corresponde al grado III de dependencia?**

a) Ayuda puntual para vestirse.

b) Necesidad de asistencia continua en todas las actividades básicas.

c) Apoyo intermitente en actividades cotidianas.

Respuestas correctas

b, b, a, b, b, b, b, b, a, a, a, b, a, b, a, b, a, a, b, a, b, b, b, b, a, a, b, b, a, b, b, b, a, a, b, b, b, b, b, b

Glosario

- **Accesibilidad cognitiva:** Adaptación del entorno y la información para facilitar su comprensión a personas con discapacidad cognitiva.

- **Accesibilidad universal:** Diseño de entornos y servicios para ser utilizados por todas las personas, sin exclusión.

- **Acompañamiento:** Proceso de apoyo y supervisión a usuarios durante sus actividades diarias.

- **Actividades básicas de la vida diaria (ABVD):** Tareas esenciales como alimentarse, vestirse y asearse necesarias para la vida cotidiana.

- **Actividades instrumentales de la vida diaria (AIVD):** Acciones más complejas como cocinar, realizar compras o gestionar finanzas.

- **Adaptación ambiental:** Modificación del entorno para hacerlo seguro y funcional para personas dependientes.

- **Adherencia terapéutica:** Grado en el que un usuario sigue correctamente las indicaciones del tratamiento.

- **Alimentación asistida:** Proceso en el que se ayuda a la persona dependiente a comer.

- **Apoyo emocional:** Ayuda proporcionada para gestionar las emociones y fomentar el bienestar psicológico.

- **Apoyo psicosocial:** Ayuda proporcionada para mejorar el bienestar emocional y social de los usuarios.

- **Atención centrada en la persona:** Modelo de atención que pone las necesidades y preferencias del usuario como prioridad.

- **Atención directa:** Intervención realizada por el personal en contacto directo con los usuarios.

- **Atención domiciliaria:** Servicios ofrecidos en el hogar del usuario para garantizar su cuidado.

- **Atención integral:** Enfoque que abarca todas las dimensiones de la persona: física, emocional, social y espiritual.

- **Autoestima:** Percepción y valoración que una persona tiene de sí misma.

- **Autonomía progresiva:** Desarrollo gradual de la capacidad de una persona para realizar tareas por sí misma.

- **Autonomía residual:** Nivel de independencia que conserva una persona pese a su grado de dependencia.

- **Autonomía:** Capacidad de una persona para tomar decisiones y realizar actividades por sí misma.

- **Auxiliar sociosanitario:** Profesional encargado de asistir en las actividades cotidianas de las personas dependientes.

- **Ayuda a la deambulación:** Apoyo proporcionado para facilitar el desplazamiento de personas con movilidad reducida.

- **Ayudas biomecánicas:** Herramientas diseñadas para facilitar el movimiento y prevenir lesiones.

- **Ayudas técnicas:** Dispositivos diseñados para facilitar la realización de actividades a personas con dependencia.

- **Barreras arquitectónicas:** Obstáculos en el entorno físico que limitan la accesibilidad y la movilidad.

- **Bienestar físico:** Estado óptimo de salud y funcionamiento corporal.

- **Bienestar social:** Estado de satisfacción de necesidades básicas y mejora de la calidad de vida.

- **Bioética:** Reflexión ética aplicada a las decisiones relacionadas con el cuidado de la salud.

- **Cadena de custodia:** Procedimiento para garantizar la trazabilidad y seguridad de la información recogida.

- **Calidad de vida:** Percepción individual de bienestar físico, emocional y social.

- **Camas articuladas:** Camas ajustables utilizadas en el cuidado de personas con movilidad limitada.

- **Capacidad funcional:** Aptitud para realizar actividades cotidianas de forma autónoma.

- **Capacidades remanentes:** Habilidades que una persona conserva a pesar de sus limitaciones.

- **Capacitación profesional:** Formación específica para mejorar las habilidades del personal sociosanitario.

- **Capacitación:** Formación y entrenamiento del personal para realizar tareas específicas.

- **Carga asistencial:** Cantidad de trabajo que debe realizar el personal para atender a los usuarios.

- **Carga emocional:** Impacto psicológico derivado del trabajo con personas dependientes.

- **Carga física:** Esfuerzo físico requerido en las actividades de atención sociosanitaria.

- **Carga psicosocial:** Estrés o presión emocional experimentado en el ámbito laboral.

- **Carta de derechos:** Documento que enumera los derechos fundamentales de los usuarios en el ámbito sociosanitario.

▼ **Cartilla sanitaria:** Documento personal que contiene el historial médico y los tratamientos de un usuario.

▼ **Clasificación de dependencia:** Escala que mide el grado de autonomía de una persona.

▼ **Climatización adaptada:** Ajuste de las condiciones ambientales para el confort de los usuarios.

▼ **Cohesión del equipo:** Capacidad del grupo de trabajo para colaborar de manera eficaz.

▼ **Comedor asistido:** Espacio adaptado donde se proporciona ayuda para comer a los usuarios.

▼ **Compasión:** Capacidad de empatizar y mostrar comprensión hacia las dificultades de los demás.

▼ **Competencia emocional:** Habilidad para gestionar las propias emociones y las de los demás.

▼ **Comunicación interdisciplinar:** Coordinación entre distintos profesionales para una atención integrada.

▼ **Comunicación no verbal:** Uso de gestos, expresiones y lenguaje corporal para interactuar con los usuarios.

▼ **Condiciones de accesibilidad:** Factores que facilitan el uso de instalaciones por parte de personas con discapacidad.

▼ **Condiciones ergonómicas:** Diseño de espacios y herramientas para facilitar el trabajo y prevenir lesiones.

▼ **Condiciones laborales:** Factores que afectan el entorno de trabajo del personal sociosanitario.

▼ **Confidencialidad:** Protección de la privacidad de los datos e información personal de los usuarios.

▼ **Conocimiento práctico:** Habilidades adquiridas a través de la experiencia en la atención sociosanitaria.

- **Contención emocional:** Estrategia para reducir la angustia o ansiedad de los usuarios.

- **Contención física:** Técnica de intervención para proteger a los usuarios en situaciones de riesgo.

- **Control de esfínteres:** Intervención para ayudar a los usuarios con problemas de incontinencia.

- **Control de inventarios:** Registro y seguimiento de los materiales disponibles en la institución.

- **Control postural:** Mantener posiciones adecuadas para prevenir complicaciones físicas en los usuarios.

- **Cuidados de larga duración:** Servicios ofrecidos a personas con necesidades crónicas.

- **Cuidados individualizados:** Servicios adaptados a las necesidades específicas de cada usuario.

- **Cuidados paliativos:** Atención destinada a mejorar la calidad de vida en enfermedades terminales.

- **Cuidados transitorios:** Atención temporal a personas que necesitan apoyo mientras recuperan su autonomía.

- **Deontología profesional:** Conjunto de principios éticos que rigen el comportamiento de los profesionales.

- **Dependencia:** Situación en la que una persona requiere asistencia para realizar actividades cotidianas.

- **Derechos del usuario:** Garantías legales que protegen a las personas dependientes en el ámbito sociosanitario.

- **Deterioro cognitivo:** Pérdida gradual de las capacidades mentales, como la memoria o la atención.

- **Deterioro funcional:** Pérdida progresiva de la capacidad para realizar actividades diarias.

▼ **Diagnóstico funcional:** Evaluación del nivel de dependencia y las necesidades de una persona.

▼ **Dietas personalizadas:** Alimentación adaptada a las necesidades específicas de cada usuario.

▼ **Dignidad en el cuidado:** Respeto por los derechos y valores individuales de los usuarios.

▼ **Dignidad:** Respeto y valoración de la condición humana en todos los aspectos del cuidado.

▼ **Discapacidad:** Limitación física, mental o sensorial que afecta la capacidad de realizar actividades.

▼ **Distribución de tareas:** Asignación de responsabilidades específicas entre el equipo de trabajo.

▼ **Documentación sociosanitaria:** Conjunto de registros utilizados para planificar y evaluar la atención.

▼ **Educación sanitaria:** Información y formación ofrecida a los usuarios para mejorar su calidad de vida.

▼ **Empoderamiento:** Proceso que permite a una persona adquirir mayor control sobre sus decisiones y vida.

▼ **Enfermedades crónicas:** Condiciones de salud prolongadas que requieren atención continua.

▼ **Entrenamiento funcional:** Ejercicios diseñados para mejorar la movilidad y la independencia.

▼ **Envejecimiento activo:** Proceso que fomenta la participación y el bienestar de las personas mayores.

▼ **Equipo interdisciplinar:** Grupo de profesionales que trabajan de forma colaborativa en la atención sociosanitaria.

▼ **Escalas de valoración:** Herramientas para medir el estado funcional o cognitivo de los usuarios.

▼ **Estado de ayudas técnicas:** Revisión periódica del estado de los dispositivos de apoyo.

▼ **Estereotipos de la dependencia:** Ideas preconcebidas sobre las personas dependientes que pueden limitar su inclusión.

▼ **Estilo comunicativo:** Forma en que el personal interactúa con los usuarios, adaptándose a sus necesidades.

▼ **Estrategias de intervención:** Planificación de actividades específicas para lograr objetivos en el cuidado.

▼ **Evaluación funcional:** Análisis del nivel de autonomía y capacidades de los usuarios.

▼ **Evaluación inicial:** Valoración que se realiza al inicio de la atención a un usuario.

▼ **Evaluación interdisciplinar:** Proceso de valoración conjunto realizado por diferentes profesionales.

▼ **Evaluación interdisciplinar:** Proceso de valoración llevado a cabo por un equipo de diferentes áreas profesionales.

▼ **Expediente clínico:** Documento que recoge la información médica y personal de los usuarios.

▼ **Fatiga laboral:** Sensación de agotamiento físico y mental causada por la carga de trabajo.

▼ **Fichas de incidencias:** Documentos donde se registran anomalías o problemas detectados.

▼ **Fisioterapia:** Disciplina que utiliza técnicas físicas para mejorar la movilidad y reducir el dolor.

▼ **Flexibilidad adaptativa:** Capacidad de modificar las intervenciones según las necesidades cambiantes de los usuarios.

▼ **Formación continua:** Capacitación constante del personal para mejorar sus competencias.

▼ **Fungibles:** Materiales que se consumen durante las actividades, como guantes o gasas.

▼ **Gestión del tiempo:** Organización eficiente de las tareas en el ámbito sociosanitario.

▼ **Grado de satisfacción:** Nivel de conformidad de los usuarios con los servicios recibidos.

▼ **Gran dependencia:** Nivel de necesidad en el que se requiere asistencia constante para todas las actividades.

▼ **Grupos de trabajo:** Equipos organizados para cumplir objetivos específicos en la institución.

▼ **Habilidades de escucha activa:** Capacidad para comprender y responder adecuadamente a las necesidades de los usuarios.

▼ **Habilidades sociales:** Capacidades necesarias para interactuar de forma adecuada con los usuarios.

▼ **Hábitos saludables:** Prácticas diarias que contribuyen al bienestar físico y emocional.

▼ **Higiene personal:** Prácticas de limpieza corporal para prevenir enfermedades y mejorar el bienestar.

▼ **Historial asistencial:** Registro de todas las intervenciones realizadas a un usuario.

▼ **Hogar adaptado:** Vivienda modificada para facilitar la vida de personas con dependencia.

▼ **Horarios:** Planificación temporal de las actividades y tareas en la institución.

▼ **Inclusión laboral:** Integración de personas con discapacidad en el mercado laboral.

▼ **Inclusión:** Integración de personas dependientes en actividades y entornos sociales.

- **Incontinencia:** Incapacidad de controlar voluntariamente la micción o la defecación.

- **Independencia asistida:** Autonomía parcial lograda con el apoyo de ayudas técnicas o personal.

- **Indicadores de calidad:** Herramientas para medir la eficiencia y eficacia de los servicios prestados.

- **Indicadores de satisfacción:** Herramientas para medir la percepción de los usuarios sobre el servicio recibido.

- **Inmovilización preventiva:** Uso de dispositivos para evitar lesiones en usuarios con movilidad reducida.

- **Interacción social:** Participación de los usuarios en actividades grupales para fomentar la comunicación.

- **Intervención individualizada:** Diseño de acciones específicas para cada usuario según sus necesidades.

- **Intervención preventiva:** Acciones destinadas a evitar el deterioro físico o cognitivo.

- **Intervenciones lúdicas:** Actividades recreativas destinadas a mejorar la calidad de vida.

- **Inventarios:** Listados detallados de materiales disponibles en una institución.

- **Jornadas de sensibilización:** Actividades organizadas para concienciar sobre las necesidades de las personas dependientes.

- **Jornadas laborales:** Distribución de las horas de trabajo del personal sociosanitario.

- **Juegos de mesa:** Actividades lúdicas utilizadas para fomentar la interacción y habilidades cognitivas.

- **Lista de comprobación:** Herramienta para verificar el cumplimiento de protocolos y procedimientos.

- **Logopedia:** Terapia para mejorar las habilidades de comunicación de los usuarios.

- **Maltrato institucional:** Situaciones en las que no se respetan los derechos de los usuarios en una institución.

- **Manejo de materiales:** Gestión eficiente de los recursos utilizados en actividades sociosanitarias.

- **Manual de protocolos:** Documento que establece las guías de actuación para el personal.

- **Materiales adaptados:** Herramientas y recursos diseñados específicamente para personas con discapacidad.

- **Mecánica corporal:** Técnicas para realizar movimientos de forma segura y eficiente.

- **Mediación:** Proceso para resolver conflictos entre usuarios o miembros del equipo.

- **Medicación supervisada:** Control del suministro de medicamentos para garantizar su correcta administración.

- **Memoria institucional:** Registro histórico de las actividades y cambios de una institución sociosanitaria.

- **Modelo biopsicosocial:** Enfoque que integra aspectos biológicos, psicológicos y sociales en la atención.

- **Monitorización activa:** Supervisión constante del estado de salud de los usuarios.

- **Monitorización:** Observación constante del estado de los usuarios para prevenir complicaciones.

- **Movilidad reducida:** Limitación física que afecta la capacidad de desplazarse de forma autónoma.

- **Movilización:** Acciones destinadas a cambiar la posición de usuarios con movilidad reducida.

- **Neurorehabilitación:** Tratamiento para personas con daño neurológico para recuperar o mejorar sus funciones.

- **Normativa de seguridad:** Reglas para garantizar un entorno seguro en la institución.

- **Nutrición especializada:** Dieta diseñada para satisfacer necesidades específicas de los usuarios.

- **Observación clínica:** Evaluación continua de la salud y el comportamiento de los usuarios.

- **Organización funcional:** Distribución eficiente de tareas y responsabilidades en una institución.

- **Plan de contingencia:** Estrategias para actuar en situaciones imprevistas o de emergencia.

- **Plan de cuidados:** Documento que define las necesidades y estrategias de atención personalizadas.

- **Plan de emergencia:** Estrategia diseñada para actuar en caso de situaciones imprevistas.

- **Planificación de actividades:** Organización previa de las acciones a realizar con los usuarios.

- **Planificación estratégica:** Organización de recursos y actividades para alcanzar objetivos a largo plazo.

- **Planificación personalizada:** Diseño de actividades y cuidados ajustados a las preferencias de cada usuario.

- **Política de privacidad:** Normas que garantizan la protección de los datos personales de los usuarios.

- **Prevención de riesgos:** Conjunto de acciones para evitar accidentes o situaciones peligrosas.

- **Prevención del aislamiento:** Acciones para fomentar la interacción social de los usuarios.

- **Procesos de adaptación:** Cambios realizados para facilitar la transición de una persona dependiente a un nuevo entorno.

- **Programas de estimulación:** Actividades diseñadas para mantener o mejorar las capacidades cognitivas y físicas.

- **Protección frente al maltrato:** Estrategias para prevenir cualquier forma de abuso hacia los usuarios.

- **Protección jurídica:** Asesoramiento y defensa legal de los derechos de las personas dependientes.

- **Protocolos de actuación:** Procedimientos estandarizados para guiar las intervenciones profesionales.

- **Recursos sociosanitarios:** Servicios y herramientas disponibles para la atención de personas dependientes.

- **Redes de apoyo:** Conjunto de personas o instituciones que brindan soporte a los usuarios.

- **Registro de incidencias:** Documento donde se anotan eventos significativos o problemas en la atención.

- **Rehabilitación ocupacional:** Uso de actividades significativas para recuperar o mantener habilidades funcionales.

- **Rehabilitación:** Proceso para recuperar capacidades físicas, mentales o sociales.

- **Relación de ayuda:** Vínculo profesional entre el cuidador y el usuario basado en la confianza y el respeto.

- **Resiliencia:** Capacidad de una persona para superar situaciones adversas.

- **Resolución de conflictos:** Habilidades para manejar y resolver disputas dentro del equipo o con los usuarios.

- **Revisión de ayudas técnicas:** Comprobación del estado y funcionalidad de los dispositivos de apoyo.

- **Riesgos laborales:** Condiciones que pueden afectar la salud y seguridad del personal.

- **Seguimiento:** Revisión periódica del estado y progreso de un usuario.

- **Seguridad y accesibilidad:** Condiciones que garantizan un entorno seguro y accesible para los usuarios.

- **Sensibilización:** Proceso para aumentar la conciencia sobre las necesidades de las personas dependientes.

- **Silla de transferencia:** Dispositivo utilizado para trasladar a personas con movilidad reducida de un lugar a otro.

- **Sistema de apoyo:** Red de personas y servicios que proporcionan asistencia a los usuarios en situación de dependencia.

- **Supervisión:** Monitorización del personal o usuarios para garantizar la correcta ejecución de tareas.

- **Tareas de apoyo:** Actividades realizadas por el personal para facilitar la vida diaria de los usuarios.

- **Terapia ocupacional:** Uso de actividades para mejorar la independencia y la calidad de vida.

- **Trabajo en equipo:** Colaboración entre los miembros de una institución para lograr objetivos comunes.

- **Transmisión de información:** Comunicación efectiva entre profesionales para garantizar la continuidad de la atención.

- **Turnos:** Organización temporal de la jornada laboral del personal de la institución.

- **Usuarios dependientes:** Personas que requieren asistencia parcial o total en su vida diaria.

- **Voluntariado:** Participación de personas en actividades de apoyo de forma altruista.

▶ **Zona de confort:** Espacio físico y emocional en el que los usuarios se sienten seguros y cómodos.

▶ **Zonas comunes:** Espacios compartidos dentro de la institución para uso de los residentes.

SÍGUENOS EN INSTAGRAM Y ACCEDE GRATIS A NUESTRA BIBLIOTECA DIGITAL DURANTE 30 DÍAS.

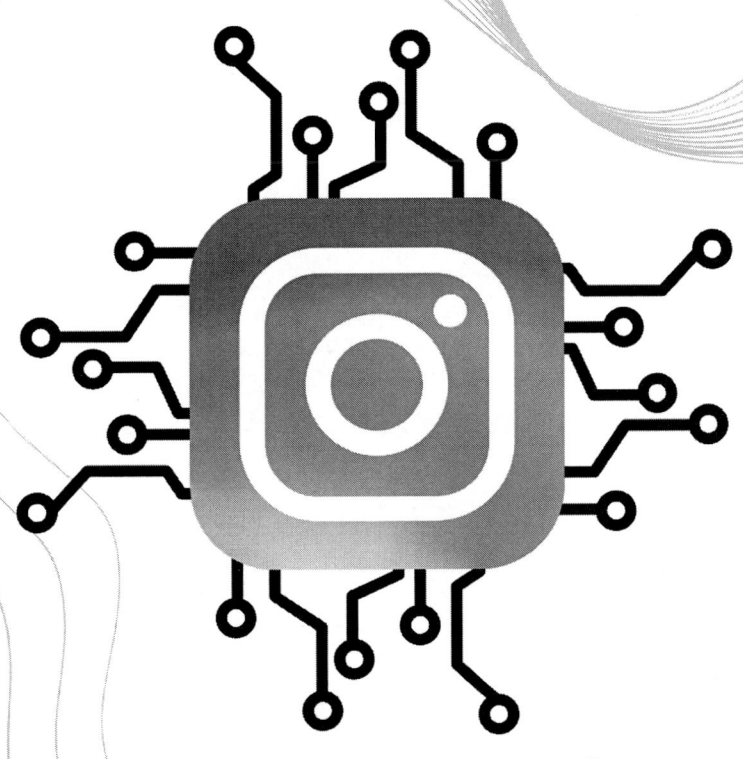

@grupoeditorialrama

¡ENVIANOS TU MAIL POR PRIVADO!

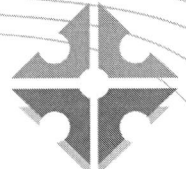

Grupo Editorial
ra-ma

40 ANIVERSARIO